协和李宁营养课堂

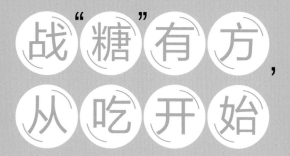

战"糖"有方，
从吃开始

李 宁◎编 著

中国健康传媒集团

中国医药科技出版社

内容提要

　　本书由北京协和医院营养科专家精心打造，是糖尿病患者及家属必备的饮食调养指导书。糖尿病是与饮食关系极为密切的疾病之一，并逐渐呈现年轻化趋势，严重影响人们的健康水平和生活质量。本书从糖尿病的基本知识、检验指标、饮食疗法等方面，介绍了糖尿病预防和控制知识，并精选了数十道营养美味的预防糖尿病的食谱。全书彩图精美，文字精炼，简单易学，适合糖尿病患者及其家属阅读。

图书在版编目（CIP）数据

战"糖"有方，从吃开始 / 李宁编著. —北京：中国医药科技出版社，2021.3

（协和李宁营养课堂）

ISBN 978-7-5214-2357-0

Ⅰ.①战… Ⅱ.①李… Ⅲ.①糖尿病－食物疗法 Ⅳ.① R247.1

中国版本图书馆 CIP 数据核字（2021）第 035844 号

美术编辑　陈君杞
版式设计　锋尚设计

出版	**中国健康传媒集团** ∣ 中国医药科技出版社
地址	北京市海淀区文慧园北路甲 22 号
邮编	100082
电话	发行：010-62227427　邮购：010-62236938
网址	www.cmstp.com
规格	710×1000mm　¹/₁₆
印张	9
字数	136 千字
版次	2021 年 3 月第 1 版
印次	2022 年 9 月第 3 次印刷
印刷	北京紫瑞利印刷有限公司
经销	全国各地新华书店
书号	ISBN 978-7-5214-2357-0
定价	39.00 元

获取新书信息、投稿、为图书纠错，请扫码联系我们。

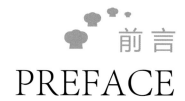

前言

PREFACE

近年来，随着现代生活节奏的加快，人们的生活方式和饮食结构发生了明显改变，糖尿病的发病率也逐年增加，并有年轻化的趋势。据国际糖尿病联盟的最新数据，2019年全球20～79岁之间的糖尿病患者约4.63亿人，其中20～24岁糖尿病患病率约为1.4%；预计到2030年，糖尿病患者会达到5.784亿。

目前，引起糖尿病的病因尚未阐明，不同类型的糖尿病病因不同，即使在同一类型中也有所不同。总体来说，主要是遗传因素和环境因素共同导致了糖尿病的发生。为了更好地预防和控制糖尿病，我们应该在日常饮食上多加关注，做好日常生活管理工作。

在本书中，我们从基础知识、临床病症等多角度重点介绍了糖尿病，让您对糖尿病从整体上有一个更加全面的认知。如何自查是否得了糖尿病，让您以科学积极的态度面对糖尿病的侵袭，倍加自信地做好预防和控制措施。饮食疗法是治疗糖尿病的基础，本书教您如何进行糖尿病的饮食，以及糖尿病的饮食如何搭配、食物如何选择等。另外还针对几种特殊糖尿病人群为他们讲解应该如何饮食，并推荐了几十道营养美味的糖尿病食谱，让您在日常饮食上选择适合自己的食谱，简单、方便、易操作。

我们衷心希望本书让您在控制血糖的同时，还能快乐地享受生活。

编　者

2020年11月

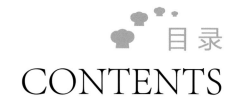

目录
CONTENTS

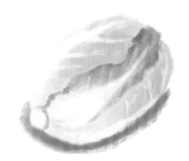

Part 3

饮食疗法是治疗

糖尿病的基础

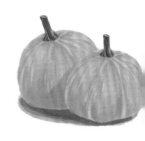

Part 4

糖尿病饮食的

方法：既要"好吃"

又要"吃好"

Part 5

食物的选择：

利用食物血糖

生成指数的概念

Part 6
认识特殊糖尿病人群

Part 7
糖尿病患者推荐食谱

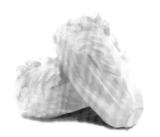

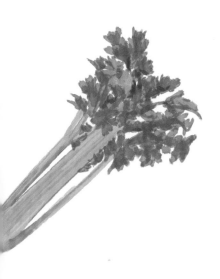

Part 8
糖尿病知识小课堂

附录

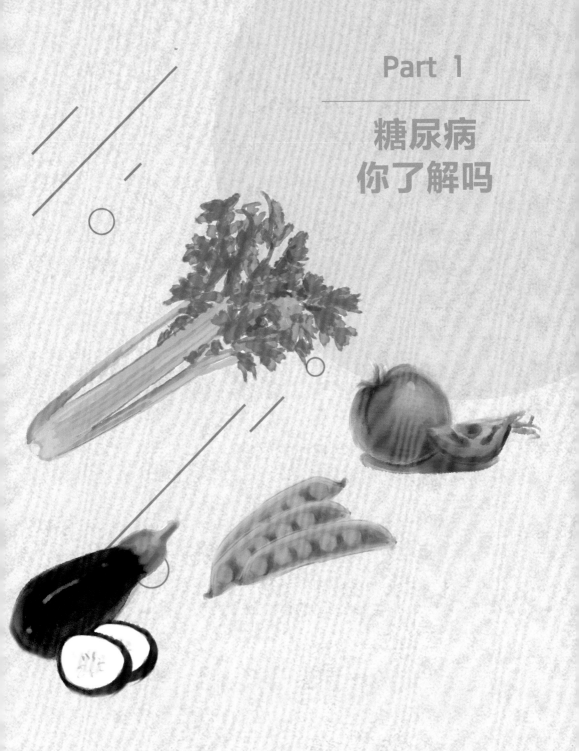

Part 1

糖尿病
你了解吗

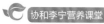

无情的数字，令人触目惊心

近30年来，"糖尿病"这个人们熟知的疾病诊断名词飞进千家万户，"哪些东西糖尿病患者不能吃""吃什么东西可以降血糖"已是人们茶余饭后讨论的重要话题之一。如今是钱挣得越来越多，饭吃得越来越好，包括糖尿病在内的很多疾病也花样翻新地找上门来。"你血糖高吗？"有时竟成为人们相互问候的字眼。可见糖尿病对社会的影响之大，是完全来源于糖尿病的发病率及其对人类健康危害的程度给人们带来的提示。

按照国际糖尿病联盟（International Diabetes Federation，IDF）的最新数据，2019年全球20~79岁之间的糖尿病患者约4.63亿人，其中20~24岁糖尿病患病率约为1.4%；预计到2030年，糖尿病患者会达到5.784亿。

新近调查显示，中国目前18岁以上人口的糖尿病患病率已达到大约1.139亿人，已超越印度成为全球糖尿病第一大国，约占全世界糖尿病患者总数的1/3左右。由2010年中国慢性病检测数据获悉，中国18岁及以上成人糖尿病患病率为11.6%，其中男性患病率为12.1%，女性患病率为11.0%；城市居民患病率为14.3%，农村居民患病率为10.3%。

2型糖尿病也是致残和致死的重要因素。2010年全球范围内由糖尿病引起的死亡达到130万例。糖尿病还容易引发多种并发症，包括心血管疾病、肾脏疾病、视网膜病变等。有数据显示，心脑血管疾病是糖尿病的最常见的并发症之一，占心血管死亡原因的21%。糖尿病肾病，是继心血管并发症之后的第二大死亡原因，多数研究表明30%~50%的糖尿病患者合并糖尿病肾病。糖尿病患者患病5年内视网膜病变的发生率为20%，患病10年内视网膜病变的发生率高达40%~50%，患病15年能达到70%~80%。糖尿病视网膜病变已经成为发达国家成人致盲的首要原因，糖尿病患者失明的危险是非糖尿病患者的25倍。我国盲人中约有1/4是由糖尿病所致。此外，新近研究表明，糖尿病还是乳腺癌、结肠癌、膀胱癌等多种癌症的致病因素。

这些无情的数字，仍在触目惊心地持续上升，不仅仅是其巨额的开支给国家的经济和个人家庭生活都带来沉重的负担，也已成为严重影响我国社会主义现代化建设的重大障碍之一。健康知识的普及不足表现在：一方面对科学的合理的饮食认识不足，另一方面对不合理的饮食结构给人体造成的危害知之甚少。据专家预测，在未来50年内糖尿病仍将是我国严重的公共卫生问题之一。如何预防和治疗糖尿病，阻止其发生和发展的速度，是广大的临床医务工作者及临床营养师为人类健康积极工作的方向，更是摆在从事糖尿病医疗、教育和科研工作者面前一个刻不容缓的问题。据最新的统计，经常进行饮食和运动的干预，可使糖尿病的发病率下降达57%，为此，开展糖尿病的知识普及宣传教育，正确地认识糖尿病的发生与发展，是糖尿病治疗的手段之一。

了解糖尿病，从学会和掌握其基础知识开始

糖尿病的临床特征是血液中的葡萄糖异常升高，尿中出现尿糖，其临床症状是以高血糖为标志而出现的"三多一少"的临床表现。糖尿病是一种严重危害人体几大系统正常功能的重大疾病，它直接威胁着患者的健康和生命的安全，也是一种慢性的终身性疾病。所以糖尿病是一个需要终身自我护理的疾病，对糖尿病的治疗是一个需坚持一生的漫长而艰辛的持久战，在漫漫抗糖之路上，患者既不能抱着无所谓的态度，也不能幻想着有药到病除的结果。因此，所有患者在内心都无不渴望在伴病一生的征服糖尿病的旅程中得到一些有关糖尿病发病的基础知识和掌握一些自己可操作治疗的手段。就此，我们与您

共同剖开糖尿病之谜，让糖尿病的发病部位和病因充分
暴露在广大患者眼中，在其中了解更多有关胰岛素与
血糖，血糖与糖尿病，糖尿病对人体多系统损害的
相关知识，在医生和营养师的帮助下，正确地参与
治疗过程，学会自己管理自己的一日三餐，做自己的
营养师，在其中学会和掌握更多的抗糖知识及饮食控制的
方法，争做自己最好的医生，就从认识糖尿病开始。

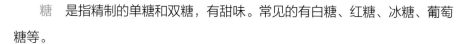

糖　是指精制的单糖和双糖，有甜味。常见的有白糖、红糖、冰糖、葡萄糖等。

淀粉　是指存在谷类、薯类食物中的多糖，没有甜味。

血糖　是指存在血液中的葡萄糖。人体中有多种糖类但不存在于血液的不能称之为血糖，而血液中除葡萄糖以外的糖类同样也不能称之为血糖。

血糖的来源　血糖最主要的来源是食物，我们每天所吃的食物中90%的碳水化合物在进餐后1小时内消化后以葡萄糖的形式经小肠吸收进入血液，这就是人们所说的血糖。

血糖的去处　正常时我们每天所吃的食物在体内转变为葡萄糖，日积月累但都不会储存在体内形成高血糖，因为体内有一个严格的平衡机制，会使血糖的消耗与生成的途径大致相同，以致体内的血糖处在一个动态平衡的状态中。正常情况下，血糖主要有三个去处。

（1）在体内的组织细胞中分解为二氧化碳和水，并产生能量，为人体的生理活动、维持体温及从事劳动之需。

（2）在肝脏细胞和肌肉细胞中合成糖原储存能量。

（3）多余的葡萄糖又可转化为非糖物质如脂肪、糖蛋白、核糖等。

由于血糖的来源与去处大致平衡，使得我们的血糖能够维持在一个稳定的范围内。正常人的空腹血糖在3.3～6.1毫摩尔/升（60～110毫克/分升），餐后0.5～1小时不超过11.1毫摩尔/升（200毫克/分升），餐后2小时不超过7.8毫摩尔/升（140毫克/分升）。

尿糖　是指尿中的糖类，主要是指尿中的葡萄糖。严格来讲正常人尿中没有糖，只有当血糖超过8.96～10.08毫摩尔/升（160～180毫克/分升）时，才会有葡萄糖从尿中排出，从而形成尿糖。但血糖多高才能形成尿糖，以及生成尿糖的多少是因人而异的，与血糖并不形成严格的比例关系，所以不能简单地用尿糖数值来判断血糖的水平。

胰岛素　胰岛素是人体胰岛分泌的一种激素，它的主要作用就是降低血糖水平，使体内的葡萄糖水平保持在一个较为稳定的状态。在人体胃的后面有一个组织叫胰腺，胰腺是由100万～200万个散在分布于胰岛内的细胞团组成的内分泌组织，每个胰岛都含有4种细胞：A细胞分泌胰升糖素，B细胞分泌胰岛素，D细胞分泌生长抑素，PP细胞分泌胰多肽。其中胰岛B细胞分泌的胰岛素的量最大，也可以说胰腺的最主要功能是分泌胰岛素，血液中的葡萄糖必须在胰岛素的帮助下才能进入细胞产生能量。但胰腺中其他几种细胞分泌各种激素间相互调节来共同维持人体内血糖的稳定。

血糖在人体内的作用　人体内的细胞无时无刻都需要能量，而这些能量的唯一来源是葡萄糖，但葡萄糖只有进入细胞才能被利用，产生能量。特别是我们的大脑，脑细胞的能量完全来自于血中的葡萄糖，患者的血糖如果低于2.8毫摩尔/升，大脑细胞就会因饥饿而停止工作，人很快进入昏迷状态。由此看来没有糖提供能量，人的一切生命活动即可停止，也就是说没有糖，就没有能量，没有能量人就不能生存。

胰岛素与血糖的关系　胰岛素是能够降低血糖的激素。当我们摄入食物后，随着食物的消化吸收，血糖很快升高，胰腺会相应地增加胰岛素的分泌，胰岛素进入血液来平衡从食物中获得的葡萄糖含量，以维持身体正常新陈代谢所需的量，胰岛素还会通过转移血液中多余的葡萄糖到机体的组织细胞中，使含量保持在正常范围之内。

人体内升高血糖的因素有多种，只升血糖的激素就有4种：

胰升糖素、肾上腺素、生长激素、糖皮质激素。加上药物的不良反应，某些疾病的应激反应，各种感染都可影响血糖而致血糖升高。同时，血糖高对胰岛也有很大的毒性作用，加重对胰岛细胞的破坏，进一步使胰岛素的分泌功能变得更差，结果形成恶性循环。而人体内能使血糖下降的激素只有胰岛素一种，所以，人们患高血糖病的机会要比低血糖的机会多得多。在2型糖尿病患者的体内，胰腺所产生的胰岛素不足以控制血液中的葡萄糖水平，从而导致血中的葡萄糖升高。

糖尿病的临床病症复杂，"甜性多尿"远不能描述

糖尿病（DM）的原意为"甜性多尿"。中医学上称之为"消渴"，表示"消瘦、烦渴"的意思。随着医学的发展，现在认为"甜性多尿"一词是远远不能用于描述糖尿病的。用现代医学的定义解释为：糖尿病是由遗传因素、自身免疫、环境因素长期共同作用所导致的一种慢性、全身性、代谢性的疾病。

发病原因：主要是身体不能制造足够的胰岛素或不能有效地利用胰岛素，有些时候也会两者兼具，从而导致血液中的葡萄糖不能进入人体细胞内，使这些糖分在血液中越积越多，进而表现为血糖升高，尿糖出现，同时体内脂肪、蛋白质、矿物质代谢发生紊乱。

糖尿病的分型：糖尿病的发病大致有两种类型：一类是原发性糖尿病，其发病原因和发病机制至今尚不清楚，也就是最常见的1型和2型糖尿病；第二类是继发性糖尿病，这是由某些已知的原因所造成的血糖升高，如胰腺本身的疾病、药物或化学制剂所致的，如常用烟酸、糖皮质激素、甲状腺素、苯妥英钠等，还有常见的病毒性感染和妊娠糖尿病等都有可能引发糖尿病。

糖尿病的共性和其他临床表现

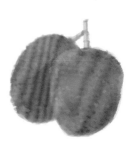

共性表现："三多一少"症状。三多（多饮、多尿、多食）一少（体重和体力下降）。这是由于糖、脂肪、蛋白质、酸碱代谢紊乱及血管神经等并发症所致。

（1）多尿　表现为排尿总量增多和夜尿增加，每昼夜的总尿量可达3000～5000毫升，排尿的次数也相应增多，有的患者甚至一天24小时就可排尿达30余次。这是由于血糖过高，身体通过排尿的方式排出体内过多的糖分所致。

（2）多饮　由于排尿增加、失水过多致机体内缺水，导致患者有口渴的症状，身体为补充丢失的水分则通过喝水的方式来解决口渴的现象，有的患者每天饮水可达几暖瓶，排尿越多，喝水也就越多。

（3）多食　由于大量的葡萄糖自体内排出，造成体内能量不足，因而患者感到饥饿，为补充能量而食量大增，进食后血糖增高又刺激了胰岛素分泌，因而患者又易产生饥饿感，造成食欲亢进。

（4）体力和体重下降　由于机体的能量不足，加上身体不能很好地利用葡萄糖，只能消耗体内储存的脂肪和蛋白质来补充能量，结果造成肌肉分解和水分丢失，患者表现体重减少，体形消瘦，同时患者还感到消瘦乏力和精神不振。

其他表现：由于个体差异及病情不同，糖尿病表现出的一些症状也是多种多样的。

（1）皮肤瘙痒　患者由于皮肤末梢供血不好、尿中含糖易致细菌生长而有女性外阴瘙痒症状，另外，糖尿病患者最易患皮肤疖、痈、疮等皮肤感染而化脓，还不易治愈。

（2）手足麻木感　患者由于体内血糖过高刺激神经末梢而产生，也是人们常说的糖尿病的神经末梢病变。要想控制此类症状，首先必须控制好患者的血糖。

（3）糖尿病足　是由于糖尿病末梢神经病变、下肢动脉供血不足以及细菌感染等多种因素所引起。患者脚部疼痛、皮肤深部溃疡、脚尖发黑坏死，为此截肢造成肢体残者大有人在。

（4）腹泻和便秘交替出现　属糖尿病的自主神经病变对胃肠功能的影响，患者表现为胃的排空延迟、腹泻（饭后或午夜）、便秘等胃肠功能失调症状。

（5）视力下降或视物模糊　因体内高血糖波动引起眼晶状体外渗透压和眼底血管的毒性产生白内障、青光眼所致视力下降和视物模糊，如不及时就诊可能有失明的危险。

（6）尿潴留和阳痿　也属糖尿病的并发症，很多人是因为该症状去就医进行医学检查才得知患了糖尿病的。

糖尿病的分型及其特点各有不同

1型糖尿病

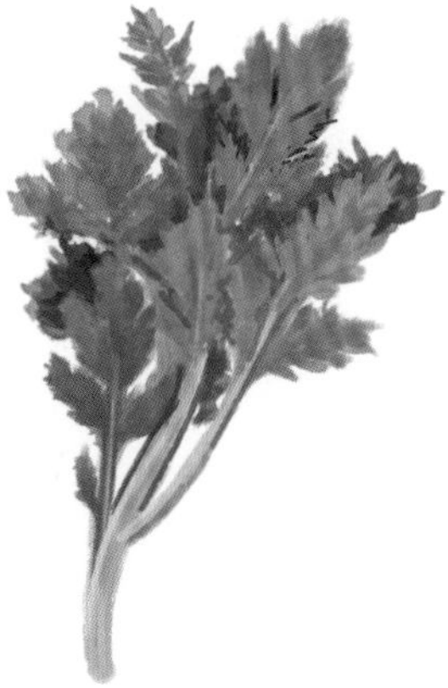

1型糖尿病最早也被称为胰岛素依赖型糖尿病（IDDM），这种类型的糖尿病由于体内胰岛B细胞破坏致使胰岛素绝对缺乏或功能衰竭，只能终身依赖外源性的胰岛素治疗才能获得满意的效果。首先，1型糖尿病可发生于任何年龄，但多数患者是20岁以下的儿童和青少年，1型糖尿病大约占糖尿病患者总数的5%。其次，1型糖尿病起病迅速，症状明显，血糖高、波动大、症状重，治疗不及时，体内的血糖在很短时间内上升较高，继而发生酮症酸中毒昏迷，甚至可能危及生命。另外，由于大多数1型糖尿病发病年龄较轻，所以很多患者虽然年纪不大，但患病时间却较长，如果血糖控制得不好，很容易发生糖尿病并发症，对眼睛和肾脏等微血管并发症的危险性比2型糖尿病要重，这是当前最值得重视的问题。

2型糖尿病

2型糖尿病最早也称为非胰岛素依赖型糖尿病（NIDDM），最常见的糖尿病。这类糖尿病患者体内是能够分泌胰岛素的，但分泌量不足，或同时伴有不同的胰岛素抵抗，也就是说身体对胰岛素的反应能力下降，使胰岛素不能正常地发挥作用。此型糖尿病发病特点是多发于40～60岁以上的中老年人，且随年龄的增长患病的可能性增加。2型糖尿病大约占糖尿病患者的95％。另外，2型糖尿病发病方式多隐匿，症状不明显。容易发生2型糖尿病的人群有明显的2型糖尿病家族史、体态肥胖或超重者。2型糖尿病的病情较缓和，"三多一少"的症状不明显，很多人往往是在体检时才被发现。与1型糖尿病不同的是患者不用完全依赖胰岛素来控制血糖。所以大多数患者一开始不需要注射胰岛素，2型糖尿病的治疗多采用综合方法，科学的饮食加体育锻炼是首选，其效果不佳时才配用口服降糖药物来治疗。

妊娠糖尿病

妊娠糖尿病是指妊娠期发生或首次发现的不同程度的糖耐量异常，发生率大约为4％。1979年世界卫生组织将该病列为糖尿病的一个独立类型。妊娠糖尿病孕妇的血糖异常主要发生在妊娠中、晚期，尽管大多数妊娠期血糖异常的患者在产后基本能够恢复正常，但产后追访发现妊娠糖尿病患者将来患2型糖尿病的机会可能会增加。所以，妊娠期孕妇应及时诊断血糖异常，并加以管理，不仅能保护母亲和胎儿的健康，也能够降低母亲将来患糖尿病的概率。

▍ 糖尿病危害大，易引发一些急慢性并发症

有研究表明，从血糖升高到临床出现症状的时间平均可长达7年之久，因此高血糖对人体造成的损害是在不知不觉中发生的，由于这种症状的隐匿性，使很多糖尿病患者直至出现并发症才意识到自己患了糖尿病。而糖尿病各种严重的并发症是致残和早亡的主要原因，使很多人付出了沉重的代价。因此，只有从根本上认清糖尿病及其并发症的危害，才能自觉、认真做好预防工作。

急性并发症

常见的糖尿病急性并发症包括糖尿病酮症酸中毒、高渗性非酮症糖尿病昏迷、糖尿病乳酸性酸中毒。其中酮症酸中毒相对较为多见。糖尿病患者常因感染、胰岛素治疗中断或不服从医嘱者自行减量、饮食随意不加控制、酗酒、突发的创伤、手术、妊娠或分娩都会诱发糖尿病出现酮症酸中毒。患者表现原有症状加重，随即出现食欲减退、恶心、呕吐，常伴有头晕、头痛、嗜睡、烦躁、呼吸深快、呼气中有烂苹果味，随着病情的进一步发展，患者会出现严重的失水、尿量减少、血压下降以至昏迷。

慢性并发症

慢性并发症有大血管病变及微血管病变。

属于大血管病变的有：动脉粥样硬化引起冠心病、缺血性和出血性脑血管病、肾动脉粥样硬化、下肢动脉粥样硬化导致的糖尿病足等。

属于微血管病变的有：糖尿病肾病、糖尿病视网膜病变、糖尿病神经病变。其中糖尿病肾病是糖尿病患者的死亡原因之一。糖尿病神经病变大致有皮肤感觉异常，胃肠功能紊乱，体位性低血压，泌尿系统和性器官功能异常等症状。

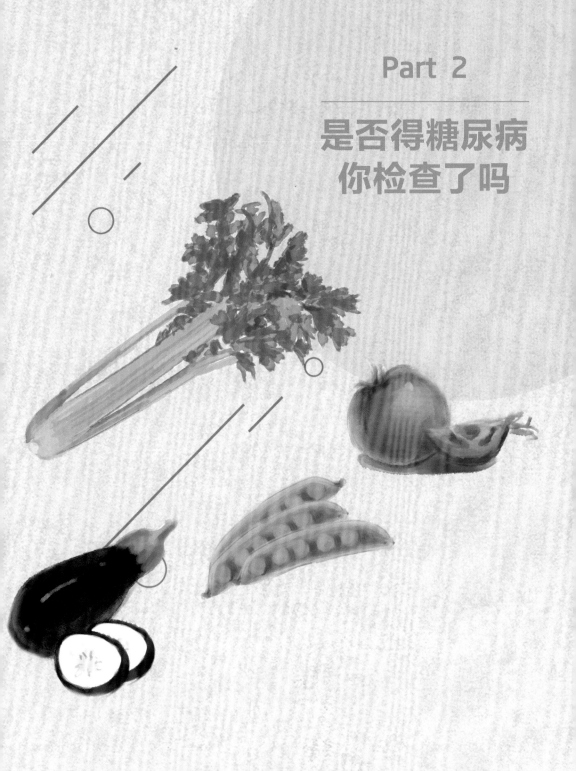

Part 2

是否得糖尿病
你检查了吗

自查是否得了糖尿病——让我们先做个测试吧

请自查，如果您有以下情况，就有患上糖尿病的风险，要多加注意。

◎ 年龄在35岁以上

◎ 直系亲属中有人患糖尿病

◎ 存在"六高"（体重高、血压高、血脂高、尿酸高、血液黏度高、有高胰岛素血症）中的任意"三高"

◎ 嗜烟好酒且历史较长

◎ 近期有"三多一少"症状

◎ 皮肤瘙痒（女性患者同时伴有外阴瘙痒）

◎ 女性有分娩过4千克以上婴儿的生产史

◎ 老年人

◎ 更年期妇女

◎ 长期精神紧张，工作压力较大

◎ 短时间内体重变化较大

假如您现在的血糖不高，但伴有上述"六高"中的任何"三高"，那么您就应该多加注意了，可能是糖尿病的高发人群。您需要经常检查空腹血糖，同时要定期到医院体检。千万不要抱有侥幸心理！

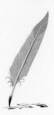

糖尿病诊断标准——口服葡萄糖耐量试验（OGTT）

在日常生活中，有很多不可控的因素在影响着我们的健康。查血糖是目前诊断糖尿病最直观和最常用的手段，但首先要知道糖尿病的诊断标准。

我国目前采用1999年世界卫生组织（WHO）糖尿病诊断标准，将静脉血浆血糖作为糖尿病诊断指标。方法为口服葡萄糖耐量试验（OGTT）。

受试者禁食8～10小时后，先空腹采血测定血糖。然后将75克无水葡萄糖粉（如用1分子水葡萄糖则为82.5克）溶于300毫升温水中，受试者在5分钟内全部服下。从第一口开始计时，于2小时后再次采血测血糖。血标本应尽早送检。试验过程中，受试者不进食、不吸烟、不做剧烈运动。

1999年世界卫生组织（WHO）公布糖尿病及糖尿病前期诊断标准

（1）糖尿病患者血糖

有典型糖尿病症状（多尿、多饮和无法解释的体重下降）者，任意血糖≥11.1毫摩尔/升或空腹血糖（FPG）≥7.0毫摩尔/升。

（2）正常人血糖

空腹血糖（FPG）＜6.1毫摩尔/升、并且餐后2小时血糖（2h PG）＜7.8毫摩尔/升。

（3）糖耐量异常

7.8毫摩尔/升＜餐后2小时血糖（2h PG）＜11.1毫摩尔/升时为糖耐量受损（IGT）

6.1毫摩尔/升≤空腹血糖（FPG）＜7.0毫摩尔/升时为空腹血糖受损（IFG）

如果有糖尿病症状（糖尿病典型症状包括多饮、多尿、多食和不明原因的体重下降），只要有一次空腹或餐后血糖达到上述糖尿病诊断标准，就可以判定为糖尿病。如果完全没有糖尿病症状，就需要空腹和餐后血糖同时达到上述标准，才可以诊断为糖尿病。

在患糖尿病初期，大部分患者并没有什么症状，因此患者在体检中查出血糖高后往往会满不在乎或非常害怕。这两种态度都是要不得的。我们应当正确地对待糖尿病，套用一句名言"战略上藐视、战术上重视"。只有这样才能更好地控制血糖，也能进一步控制糖尿病的发展。所以，患病后的心态是决定患者生活质量的根本。

糖尿病虽然是一种慢性终身性疾病，但现在已有可控可防的手段。我国在糖尿病的知识宣传普及和健康教育方面投入了大量人力、物力和财力，广大的科研和医务工作者做了大量工作。每位患者也都有自己的抗糖经历和科学的饮食运动治疗的宝贵经验，这些都将是对后来新加入糖尿病队伍的患者的最好启示，以积极的心态与糖尿病抗争，培养良好的生活习惯，合理饮食，控制体重，积极锻炼，戒烟限酒，可最大程度地预防糖尿病的发生，或减少糖尿病合并症的出现。

糖尿病病情的一般监测指标

在治疗糖尿病的漫漫旅途中，在科学的药物、饮食、运动等综合治疗方法的运用中，血糖和病情的监测自始至终地贯穿其中，为了解糖尿病病情的控制状况及并发症的程度，光凭临床症状是很难确认的，而自我血糖监测仅仅作为一个简单的判断手段，并不能全面反映病情。因此糖尿病患者必须要进行定期的、必要的病情监测，才能清楚地知晓自己的控制情况，并为医生和营养师提供可靠的第一手临床资料。一般糖尿病的监测包括以下指标。

血糖

它既是糖尿病的诊断指标，也是糖尿病最常用的监测指标。糖尿病患者一定要分清空腹、餐后和餐前血糖的内容。

空腹血糖，是指过夜后早餐前抽的血，也就是空腹10～12小时后抽的早晨的血，它能最好地反映自身胰岛素的分泌水平。

餐后2小时血糖，是指自进食第一口饭开始计算时间2小时抽血的血糖，它是进食与用药情况的共同反映，是糖尿病监测的最重要的指标。

餐前血糖，是指午餐前和晚餐前抽的血，及时监测，可起到预防低血糖发生的作用。

尿常规

尿常规的检查也是糖尿病检测的必检内容之一，它不是简单只看尿糖，而是注意尿中有无尿蛋白、尿酮体和尿红细胞的出现。最值得警惕的是，尿蛋白的出现，主要反映肾脏的改变，是糖尿病合并肾功能异常最早的临床表现。尿中出现酮体说明有发生糖尿病合并酮症酸中毒的危险。如果尿中出现异常的红细胞和白细胞，则表示糖尿病合并有泌尿系统感染。

血脂和血液黏度

高血脂和血液黏度高是对糖尿病患者危害最大的因素之一。血脂包括甘油三酯和胆固醇。对糖尿病患者来说，血糖高并不严重，最严重的是糖尿病的并发症。糖尿病合并高血脂会大大增加并发症发生的风险，包括视网膜病变、肾功能损害、动脉粥样硬化、冠心病等微血管和大血管病变。这是加速或直接导致患者最终死亡的重要因素。如果血液的黏稠度长期处于高黏滞状态，也容易

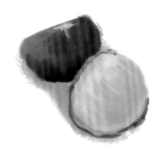

导致血液淤滞，供血不足。所以监测血脂的变化，发现血脂超标应立即采取措施，是保障糖尿病患者生存质量、降低死亡率的重要措施。

糖化血红蛋白

糖化血红蛋白是人体血液中红细胞内的血红蛋白与血糖结合的产物。糖化血红蛋白在体内生成的数量与血糖浓度成正比。一过性短暂的血糖升高一般不影响糖化血红蛋白的值，而长期的高血糖则会导致糖化血红蛋白升高。因为红细胞的平均寿命为120天，所以，理论上糖化血红蛋白能反映近4个月的平均血糖水平，但实际上太早的血糖水平准确度不高，所以糖化血红蛋白所反映的是近2~3个月的血糖控制情况。

除了反映血糖情况外，糖化血红蛋白增高还可引起血脂和血黏滞度增高，所以它也是心血管疾病发生的重要因素。因此，监测糖化血红蛋白无论对糖尿病患者疾病控制情况还是并发症的预测情况等方面都有重要的意义。

肝功能

肝功能与糖尿病之间相互影响，糖尿病可造成脂肪代谢紊乱易形成脂肪肝，肝脏的功能也对降糖药物的选择和应用有直接的影响，因此，糖尿病患者应定期监测肝功能。

肾功能

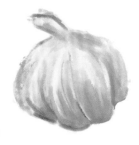

肾脏是体内处理糖和胰岛素的重要器官，糖尿病肾病是最常见的高血糖对肾脏微血管的损害，肾功能的好坏对于糖尿病患者的预后起着非常重要的作

用。糖尿病的病史在15年以上，大约50%的患者可能发生肾脏的损害，糖尿病肾病也是最终导致肾功能衰竭的病因。糖尿病患者应定期进行尿常规检查是早期发现肾脏损害的最简单的方法。

眼底

在医院的眼科门诊，因失明而就诊的患者中，由于糖尿病所导致的并不少见，糖尿病对视力影响最大的是眼底视网膜病变，患糖尿病7~10年就会有眼底的改变，对发现血糖高的患者，切记每隔3~6个月要进行一次眼底的检查，了解视网膜的受损程度，发现问题及早采取措施。

心电图和头颅CT

了解糖尿病对心脑血管损害的程度，预测可能发生的病情变化，尽早进行临床处理，避免意外的发生。

糖尿病病情监测的一般项目

项目	单位	理想	良好或基本达标	不达标
空腹血糖	毫摩尔/升	4.4~6.1	≤7.0	>7.0
	毫克/分升	80~110	≤130	>130
非空腹血糖	毫摩尔/升	4.4~8.0	≤10.0	>10.0
	毫克/分升	80~144	≤180	>180
糖化血红蛋白	%	<6.5	6.5~7.5	>7.5
甘油三酯	毫摩尔/升	<1.5	1.5~2.2	>2.2
	毫克/分升	<136	136~200	>200
总胆固醇	毫摩尔/升	<4.5	≥4.5	≥6.0
	毫克/分升	<175	≥175	≥230
高密度胆固醇	毫摩尔/升	>1.1	1.1~0.9	<0.9
	毫克/分升	>42	42~35	<35

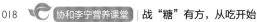

续表

项目	单位	理想	良好或基本达标	不达标
低密度胆固醇	毫摩尔/升	<2.59		>2.59
	毫克/分升	<101		>101
血压	毫米汞柱	120/80	90/60~140/90	>140/90
体重指数（男）	千克/米²	<25	<27	≥27
体重指数（女）	千克/米²	<24	<26	≥26

从上表可以看出，糖尿病血糖控制的理想指标对餐后血糖的数值有着严格的要求，同时也看出血脂、血压和体重与饮食都有着因果的关系。人体是个整体，所以血糖控制得不好，对血压、血脂和体重都呈现出恶性循环的状态，最终是糖尿病并发症的过早发生。

在糖尿病临床的综合治疗中，饮食治疗要早于临床应用降糖药物的治疗，其重要性不言而喻。在营养治疗中，采取分餐、粗粮细作、增加膳食纤维等方法，降低餐后血糖，保持血糖相对稳定，减少大范围的血糖波动是糖尿病饮食治疗的基本操作方法。对每个糖尿病患者来讲，餐后血糖监测的结果是检验一餐所提供的饮食从数量到质量是否合理的金标准，同时还可以观察出吃药与饮食是否合适，胰岛素的分泌功能情况。在进行餐后血糖监测的同时，还能观察出每种食物的种类和数量对自己血糖的影响程度，对今后的饮食指导是最佳的指标，更有临床意义的是能观察出餐后血糖的最高值和餐后高血糖与进食的规律，为医生调整降糖药物提供了可靠的第一手资料。

在糖尿病综合治疗过程中，严格地进行饮食控制，用血糖监测的指标评价饮食治疗的效果，预防低血糖的意外事件的发生，使治疗更理想，树立患者的自信心。

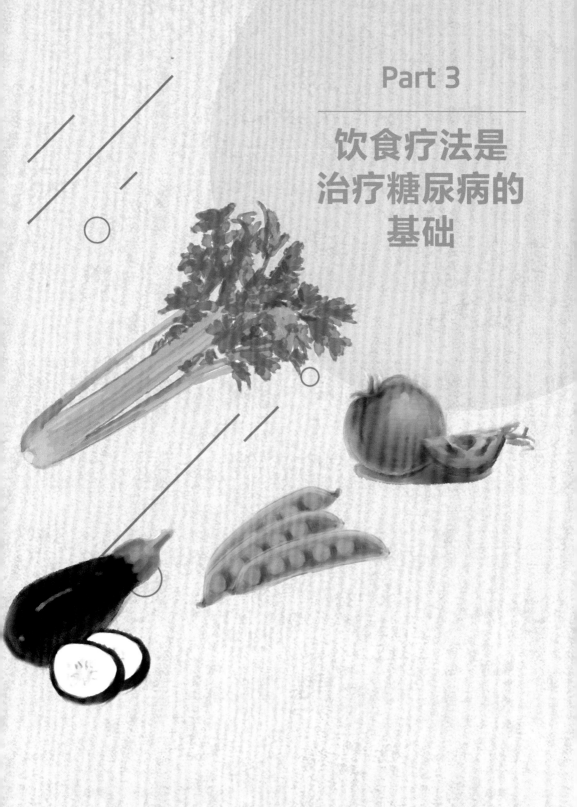

Part 3

饮食疗法是
治疗糖尿病的
基础

治疗糖尿病的重中之重是饮食

糖尿病是一个慢性终身性的疾病，遗憾的是到目前为止还没有一个根治的疗法，作为糖尿病患者，疾病将伴随自己的一生，是心理的折磨和身体的痛苦。因此，在每个患者的心灵深处都渴望有一种最好的治疗方法来解除自己的病痛。我国的广大医务工作者在治疗糖尿病方面总结出一套综合治疗方法，取得了显著的成绩，这种方法目前被人们称为"糖尿病治疗的五驾马车"。即：糖尿病的饮食治疗、运动治疗、药物治疗、自我病情监测和健康教育。其中最基本的是饮食治疗。

▌ 饮食治疗

"何谓糖尿病饮食""为什么吃饭也是一种糖尿病的治疗方法"这应该是糖尿病患者经常议论的话题。其实糖尿病饮食治疗最核心的是在控制总能量前提下的平衡膳食，它完全是由天然的食物和日常的烹调方法所提供的各种营养素（蛋白质、脂肪、碳水化合物、维生素、矿物质及微量元素）比例齐全且搭配科学的饮食。合理的饮食控制是糖尿病最基本也是最重要的治疗手段之一。

糖尿病的饮食治疗是个大课题，它并不是简单的"管好嘴"就可以的，在控制饮食的同时，营养治疗也贯穿在整个饮食过程中。规范的糖尿病饮食治疗是在正规医院的医生和临床营养师的指导下完成的。糖尿病的营养饮食治疗的优势在于操作方便，安全，无副作用，经济，疗效直观，可减少降糖药物的剂量，从根本上保护胰岛细胞的功能。对任何一个糖尿病患者来讲，都需要进行终身饮食控制，如果没有进行适当的饮食治疗，必然不会有效地控制血糖。值得一提的是，没有一种食物对糖尿病患者是禁忌的，包括葡萄糖在内，在特定情况下，为糖尿病患者静脉注射葡萄糖也是一种治

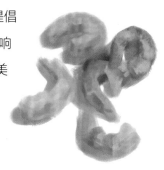

疗糖尿病低血糖昏迷的手段之一。因此，我们提倡并努力使糖尿病患者不能因为患上糖尿病而影响生活质量，更不能因为患糖尿病而被剥夺享受美味的权利。享受与正常人一样的生活是糖尿病患者的权利。能否做好饮食控制，是检验一个患者对糖尿病知识的掌握程度，能否进行良好的自我控制的最佳评价指标。

▼ 运动治疗

　　糖尿病的运动治疗也是糖尿病治疗中不可或缺的重要部分，与饮食治疗一样，是糖尿病的基础治疗。运动对于人类的好处是不言而喻的，对糖尿病患者更是如此。

　　（1）运动可增加胰岛素的敏感性，消耗身体内过多的糖原，降低血糖。

　　（2）运动可减少某些癌症的危险（尤其是直肠癌和乳腺癌）。

　　（3）运动可使患者有归属感，在身体锻炼中能得到病友间的友谊和乐趣。

　　（4）运动可减少脂肪维持体重，降低血脂，减少心血管等并发症的发生。

　　（5）运动可增加患者的自信心，回归社会交往，释放生活压力，放松紧张情绪。

　　（6）运动可增加骨密度，促进骨钙的合成，防止骨质疏松，减少日后患骨骼疾病的危险和减轻骨骼疾病的症状。

　　（7）运动可改善睡眠质量，陶冶生活情趣，提高带病的生活质量。

　　（8）运动可增加机体的抗病能力，这是最终目的。

　　糖尿病患者在运动时切记要根据自己的实际情况，选择适合自己的运动方式和运动量，一定要服从医嘱和营养师的指导，掌握运动前和运动中的注意事项，避免意外的发生。有关运动的形式和运动量没有非常具体的模式可言。只有把握好原则，根据自身实际情况，制订具体细节。此外，评价运动量大小的最好指标是自身的感觉和体验。

> 运动治疗的原则：
> （1）持之以恒，每周5次以上。
> （2）量力而行，避免强烈、竞争性运动。
> （3）有氧运动，强度适中、时间较长、有节奏的全身运动。

▶ 药物治疗

糖尿病的药物治疗包括口服降糖药和胰岛素两类治疗方法。

> 口服降糖药常用的有磺脲类、双胍类、葡萄糖苷酶抑制剂、格列酮类等。
> 胰岛素按作用时间可分为短效胰岛素、中效胰岛素、长效胰岛素。此外，还有预混胰岛素及胰岛素类似物等。

药物的使用一定要在专业医生的指导下进行。

▶ 自我病情监测

糖尿病患者的饮食与血糖值密切相关，餐前与餐后的血糖监测是检验药物和饮食控制是否有效的黄金指标。由于食物的多样性和每一种食物都有较多的烹饪方式，因此，现实生活中就很难按部就班地照一个标准来进行饮食，这就给血糖控制带来极大的困扰，但是糖尿病的控制在很大程度上需要依靠自己。所以，在进行糖尿病的营养饮食治疗的同时，你必须有血糖的监测来保证饮食控制的有效性，此时自我血糖监测就显得尤为重要。同时血糖监测还可以帮助你摸索出适合你的饮食管理方案，让你在安全自信的氛围中充分地享受美食的乐趣。

★特别提示

在特殊情况时，比如参加朋友的宴会应酬，要尝试一种新的食物，或突然感到头晕、心慌出冷汗时，切记要及时进行血糖的监测。通过血糖的自我监测，你可以及时准确地了解自己的血糖变化和寻找适合自己的新食物种类，从而调整食物的摄入量、种类及用药时间等，通过自我监测，使自己的血糖变化控制在相对安全的范围内，是远离糖尿病并发症危害的最佳手段。

此外，糖尿病患者出门、特别是出远门时最好随身携带"糖尿病患者救助卡"。"糖尿病患者救助卡"对糖尿病患者来讲就如出门带身份证一样重要，它虽不能替代身份证，但在紧急情况下其价值要远远超过身份证。在卡片上有患者的姓名、年龄、诊断、家庭地址和联系人的电话，以及所用药物等，均为该患者的第一急救信息。糖尿病患者的并发症较多，病情变化较复杂，有时病情来势凶猛，当你外出或发生低血糖、糖尿病酮症酸中毒、心脑血管的意外时，在这些急救过程中，"糖尿病患者救助卡"就给当时救助你的人员和医生提供了第一手资料，让医生对患者病情进行及时判断和正确用药赢得宝贵的时间，这对患者的生命就多了一份保障，也因此要求糖尿病患者要认真对待这一张小小的卡片，认真填写卡片中的各项内容，并随身携带，保护自己的生命安全。在做到随身携带"糖尿病患者救助卡"时，还要随身携带方便的甜食，以备发生低血糖时急用。

▼ 健康教育

早在1995年，国际糖尿病联盟就对糖尿病的防治提出了"减轻因为对糖尿病无知而付出的代价"的口号，在此之前，对糖尿病知识的匮乏使很多

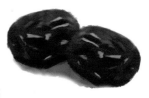

人付出了惨痛的代价。这个口号的提出极大地推动了对糖尿病患者进行有关糖尿病知识的普及和健康教育。当糖尿病知识普及到家喻户晓、人人皆知的时候，那对糖尿病的防治将有极大的帮助。

　　糖尿病是一种慢性疾病，目前还没有根治的方法，患病后疾病将会伴随终身。因此每个患者几乎都有这样的经历，当知道自己被确诊为糖尿病后，第一个反应是心理的应激致情绪的改变，各种各样的表现使自己陷入疾病的重围不能自拔，因而首先要正视现实，努力学习糖尿病的知识，用科学的知识梳理自己的情绪，用知识作为应对疾病的武器，轻松主动地接受治疗。

饮食与血糖的关系

　　这是糖尿病营养饮食治疗首先要搞明白的问题。在正常状态下，人体随时都会分泌胰岛素来调节血糖，即使在没吃食物的情况下，但这种状态下所分泌的胰岛素的量较少，为每秒0.5~1.0单位，这叫做基础胰岛素分泌。当我们进食任何食物时都可引起胰岛素分泌的增加，一般可增加到基础量的5~10倍。正常人三顿饭后相应有3次血糖升高，胰岛素的分泌量也随之增加，2小时后血糖就能恢复到空腹的水平。我们每天所吃的米饭、馒头、面包、面条、烙饼等主食，还有薯类、豆类、水果等食物都含有较高的碳水化合物，在胰岛素的作用下碳水化合物进入机体组织被利用而产生能量，因此碳水化合物是人体能量的主要来源，占全天总能量的50%~60%，它为我们全身的组织特别是脑组织、骨骼肌和心肌的生理活动提供着能量。糖尿病患者由于胰岛素的代谢紊乱，患者进食后体内的胰岛素不能按正确的时间或量来分泌，这样会使血糖升高。而进食后血糖的升高程度会受诸多因素的影响，如疾病的程度、食物的数量、食物的种类、烹饪的方法、饮食的方式、患者的进食情绪、餐前用药的时间剂量等。

（1）食物的总量与血糖的关系　糖尿病患者每天的进食总量是受一天的总热量来控制的，而患者的总热量是根据患者的身高、体重、劳动强度、病情、饮食习惯及环境因素等计算而来的。患者每日的食物按所需要的总能量而定，且精确到三餐中每一顿的进食数量。这样才能更好地保证餐后血糖波动在理想的范围内，其总能量的标准以达到及维持在理想的体重为宜。

（2）食物的热量与血糖的关系　不同的食物有其不同的热量，大致来讲，高蛋白、高脂肪类食物的热量较高，而蔬菜、水果类食物的热量相对较低。因此，糖尿病患者的饮食种类的搭配是一个有艺术性的操作，其目的是在科学合理的原则下让患者吃饱、吃好，并使体重维持在正常范围内。

（3）食物的烹调方式与血糖的关系　由于脂肪的能量在食物中是最高的，所以同一种食物如果用油炸的烹饪方式会使其热量大大提高，而使用蒸、煮、炖、焖、烤等不用油的方式烹调出的食物其热量就较低。烹饪技巧是糖尿病患者应掌握的饮食技术，烹制出的食物既清淡少油又好吃，这才是我们应该掌握并长期应用的烹调方法。

（4）患者进食时的情绪和进食的方式与血糖的关系　糖尿病患者如果不能正确地面对现实，整天生活在精神紧张、焦急恐惧与忧虑中，以愤怒的情绪发泄心中的压抑，并将这种不良的情绪不自觉地带入一日三餐的饭桌前，这会使患者在进餐时交感神经的兴奋性增强，于是体内的肾上腺素和肾上腺皮质激素等有升糖作用的激素浓度急剧升高，导致血糖水平的升高。所以我们应当调整好自己的情绪，从容地应对疾病，更好地控制血糖。

饮食治疗的目的

糖尿病的饮食治疗是需要终身坚持的，饮食治疗是糖尿病的基本治疗措施之一，其主要的目的是用科学的饮食方法来保护胰岛细胞的功能，用合理的膳食搭配有效地控制血糖、血脂、血压、预防和延缓其并发症的发生及发展。并在饮食治疗的同时给患者提供合理的营养，维持其正常的体重，增加对疾病的抵抗能力，使糖尿病患者也享有同正常人一样的生活质量。

饮食治疗的基本原则

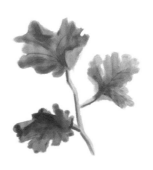

（1）控制每天所进食的总热量，同时进行每餐热量的合理分配，以达到和维持理想体重的目的。

（2）提倡平衡膳食、均衡营养，建立合理的饮食结构，科学地计算三大营养素的百分比例：蛋白质占总热量的10%～15%，碳水化合物占50%～55%，脂肪占25%～30%。

（3）少量多餐，定时、定量、定餐。养成良好的饮食习惯，是控制血糖的关键。

（4）保证每天摄入足够的矿物质、维生素和微量元素。糖尿病患者可以通过摄入适量的蔬菜和粗粮来实现。

（5）选择高纤维膳食，有利于控制餐后血糖，既能通便又能降低体重。

（6）饮食要清淡、低脂、少糖、少盐。

（7）限制饮酒，坚决戒烟。

（8）减少含较多单糖和双糖的食物，可以选用糖的替代品。

（9）多饮水，每天坚持6～8杯。

（10）烹调方法要正确，少油炸，以蒸、煮、焖、炖为主。

（11）提倡少食多餐，并强调个体化的饮食治疗。

饮食治疗的注意事项

（1）均衡膳食。谷类是主食的基础，油脂类、肉蛋奶类、蔬菜类副食同样应适当摄取，多选用高纤维食物。研究证明，食物的纤维可使糖尿病患者对葡萄糖的吸收减慢，葡萄糖的耐量曲线改变，摄入食物纤维后空腹和餐后血糖、血脂的浓度下降，减少了胰岛素或口服降糖药的需要量，使2型糖尿病的血糖波动减少，还可有效预防心血管病、慢性胆囊炎、胆石症等并发症。

（2）饮食的禁忌。禁用含碳水化合物较多的甜食，如葡萄糖、蔗糖、麦芽糖、蜂蜜、甜点、红糖、冰糖、冰淇淋、糖果、蜜饯、杏仁茶等含纯糖食物。对含淀粉高的食物如红薯、白薯、土豆、山芋、粉丝、粉条等原则上不用，如患者需要，应减去等量主食进行交换，如患者想吃甜食可用木糖醇或糖精替代。

（3）减少脂肪的摄入。少吃油炸、油煎、油酥的食物，同时控制坚果类高油脂食物的摄入。

（4）减少高胆固醇食物（如猪油、肥肉、鸡皮、猪皮、蟹肉等）的摄入，鸡蛋以每天一个为宜。

（5）饮食要清淡，不吃甜，少吃咸，减少腌制食物的摄入。

（6）减少精制糖类食物（如蛋糕、巧克力、糖果、冰淇淋、甜饮料）的摄入，烹调时原则上不加糖，不用糖醋，禁辛辣，葱、姜、蒜等调料可不加限制。

（7）多饮白开水、清茶和苏打水，禁含糖饮料和饮烈性酒。

（8）限制水果的摄入量。

（9）食物称重。在饮食治疗的初期，如果患者对食物的量把握不准，可以将所有进食食物的可食部分称取其生重，以便患者对日常食物的质量有一个感性认识，能较好地控制进食量，同时遵照医生和营养师的指导，制定合理的饮食计划，并不要随意增减，进而使血糖得到良好的控制。

（10）饮食运动需平衡。运动也是糖尿病治疗的"五驾马车"之一，运动对控制血糖、血脂，防治或延缓并发症

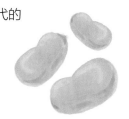

的发生及增强身体的素质和对疾病的抵抗力有着不可替代的作用，但糖尿病患者的运动量和运动方式应严格遵照医生的遗嘱进行，营养师提示糖尿病患者严禁空腹运动，运动时合理增加主食，以避免低血糖的发生。

饮食治疗的误区

（1）不吃甜食不吃糖，但常年喝蜂蜜水。蜂蜜中含有35%～45%的葡萄糖，对血糖的影响还是较大的，所以不建议糖尿病患者常喝蜂蜜水。

（2）只要不吃动物油，就不必限制植物油的摄入，对花生、瓜子、核桃等油料作物不需控制。植物油与动物油只是其中的脂肪酸种类有所差异，从能量角度来讲是没有差异的，所以任何油脂（包括花生、瓜子等油料作物）不加控制地摄入，对糖尿病患者都是有害无益的。

（3）饮食控制越严格越好。其实糖尿病患者的饮食控制以适度为宜，饮食控制过于严格，有造成营养不良或营养不均衡的危险；降低糖尿病患者的生活质量，并使饮食控制难以持续下去。

（4）主食摄入越少血糖控制越好。主食摄入量过少，不能够满足身体对能量的需要，机体只好氧化脂肪产生能量，这容易使糖尿病患者发生酮症，甚至导致严重的酮症酸中毒。

（5）用肉类食物代替主食。肉类食物中主要的营养成分是蛋白质和脂肪，而主食中主要营养成分是碳水化合物，这两类食物的性质差异较大，它们之间是不能相互替代的。摄入过多的肉类和脂肪，会加重机体特别是肝脏和肾脏的代谢负担。所以对于糖尿病患者来讲，我们依然提倡均衡饮食，控制好各类食物的摄入量就可以了。

（6）多吃了食物，只要加大口服降糖药物的剂量就可以控制餐后的血糖。糖尿病患者无论采取哪种治疗手段，都需要进行合理的饮食控制，若采用加大药物剂量的方法，会加重胰腺负担，导致胰腺功能过早衰竭。

（7）在血糖波动较大时，只注意空腹的血糖，而不注意餐后血糖的数值。空腹血糖的意义是显示患者基础胰岛素的分泌，也就是当人们没吃东西时的胰岛素分泌值，而餐后血糖则反映的是摄入食物后胰岛素分泌的量，它能够反映患者的饮食及用药是否合适，所以糖尿病患者的空腹血糖和餐后血糖值都是很重要的。

（8）将咸味食品和含甜味剂的食品认定是糖尿病的专用食品，而不加控制地摄入。咸味食物和使用甜味剂的食物虽然不含糖，但它一般都是含碳水化合物的主食类食物，有些无糖糕点还含有较多的油脂，所以摄入时应同时相应减少主食的量，而且糕点类食物不提倡经常作为主食的代用品。

（9）得了糖尿病完全不能吃水果。对糖尿病患者来说，水果是可以吃的，但应该严格限制摄入的量和摄入种类。一般来讲，在血糖控制平稳阶段，每天可食用水果100～150克，最好作为加餐放在两顿正餐的中间进食。种类可以参照水果的血糖生成指数来选。如果您担心水果摄入过少，可用西红柿、黄瓜等蔬菜来代替。当血糖控制不稳定时应暂时停止食用水果，完全用蔬菜来代替，待情况恢复后再接着选用水果。

（10）用水果来代替主食。在适量摄入水果的情况下，可以将水果的热量与等热量的主食进行替换，但如果完全用水果来代替主食，则是非常不正确的。水果与主食是两类不同的食物，所提供的营养素也是完全不一样的，所以不能完全相互替代。

（11）饮酒时不吃主食。我们不提倡糖尿病患者饮酒，但考虑到有些糖尿病患者较难戒酒，所以适量饮用一些低度酒也是可以接受的。但糖尿病患者饮酒容易诱发低血糖，所以在喝酒之前应适量吃些食物。

（12）吃粗粮能降糖。这个错误的观点在许多人的心里是根深蒂固的，但其实粗粮和细粮的碳水化合物含量所差无几，所产生的能量也相差不多，不同的是粗粮的膳食纤维较细粮的含量高，血糖生成指数低，餐桌上糖尿病患者可优先选用。

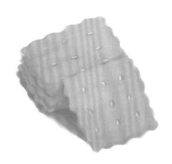

预防低血糖发生的方法及注意事项

（1）定时定量进餐，严禁不吃早餐和用蛋白质替代碳水化合物食物。

（2）药物的使用一定要谨遵医嘱，在医生的指导下进行药物的加减，在营养师的指导下调整饮食。

（3）严禁空腹进行晨练，避免意外的发生。

（4）"糖尿病患者救助卡"要随身携带，各项内容填写齐全，是发生意外时的救助保障。

（5）随身携带方便的甜食（巧克力、水果糖、饼干等），以备万一。

（6）严禁空腹饮酒，酒席前预先进食50克主食。

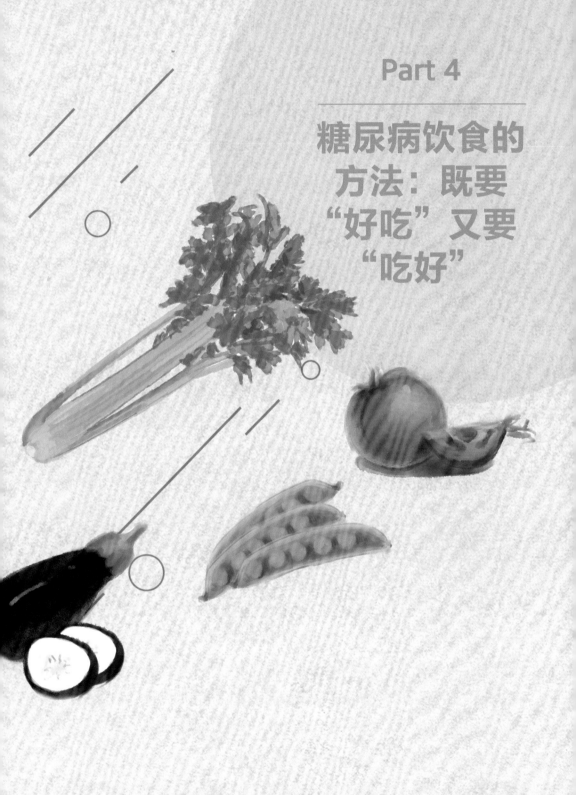

Part 4

糖尿病饮食的
方法：既要
"好吃"又要
"吃好"

糖尿病的饮食是需要终身控制的一种营养治疗措施，终身的控制，每日的三餐就不是个简单的问题，这是个系统的大工程，这个工程的根基是知识的武装，只要掌握了饮食治疗的方法，就等同于做自己的医生给自己开营养处方了。为此患者需要掌握的几个常识性问题如下。糖尿病的饮食治疗口号是"管住嘴、迈开腿"。嘴怎样管？其实最根本的就是控制饮食的摄入。怎么控制？依据是什么？医学营养师给您以下正确的指导。即便您患了糖尿病，也照样可以吃得自如、吃得愉快、吃得健康、吃得享受，使您真正能够做到既"好吃"又"吃好"。

认识能量与体重的关系

人体与能量

能量是人体生命内外活动不可缺少的动力，人体所需的能量均来源于食物。人体摄取食物在体内经过消化和吸收后转换成能量，以维持人体的各种生理功能和各种形式的活动需要。要想维持健康，能量的摄入应与其消耗相平衡。当能量的摄入大于其消耗时，所剩余的能量就以脂肪的形式贮存在体内，使人体变得肥胖，这将导致一系列生理功能的改变，甚至引发疾病。相反，若人体能量的摄入量小于其消耗量，那么人体将逐渐消瘦，同时全身免疫能力下降，并继发其他疾病，同样也会带来不良后果。

哪种营养素可以为我们提供能量

人体日常所需的营养素主要有六大类：蛋白质、脂肪、碳水化合物、矿物质、维生素和水。它们不都能产生能量，其中可产生能量的营养素有蛋白质、脂肪和碳水化合物。在体内经过代谢，它们每克分别约能产生4、9、4千卡的

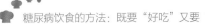

能量。这三种营养素广泛存在于各种食物中，在体内氧化生成水和二氧化碳的过程中，释放出大量的能量供机体利用。除此之外，乙醇也能够产生能量，但不能被人体所贮存。

哪些食物能够为我们提供能量

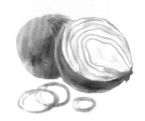

　　我们知道了能够提供能量的营养素，但这些营养素最终要落实成为食物才能为身体所利用。自然界中的食物品种繁多，大致可分为下面几大类：谷类和薯类、豆类及其制品、果蔬类、肉类、鱼虾类、奶类及其制品、蛋类、油脂类、糖类及其制品、淀粉类及其制品、饮料、酒类等。食物是一个复杂的混合体，几乎每种食物中都含有所有的营养素，只是不同的食物营养素的含量不同罢了。人体所需要能量的主要来源是食物中所含的碳水化合物、脂肪、蛋白质，即只有这三大营养素才能提供能量。或者更确切地说，含有这三大营养素较多的食物能给我们提供更多能量。

人体对能量的需要

　　人体对能量的需要主要由以下几部分组成：

　　（1）基本的生理活动（即基础代谢），如呼吸、心跳、血压、体温等。

　　（2）日常活动，如刷牙、洗脸、走路、思考、运动等。

　　（3）特殊生理需要，如泌乳、生长发育等。

　　（4）病理需要，如骨折的康复、伤口的愈合、疾病的恢复等。

　　其中基础代谢和日常活动是每个人都需要的，但特殊生理需要和病理需要则只针对一部分人群。

简单判断自己的体重

糖尿病患者每日所需能量的制订是以体重作为基础的。测量自己的体重是糖尿病患者饮食治疗的第一步，然后把自己的实际体重与标准体重相比较，对自己的体重有一个简单的评价，以便确定自己每天所需要的总热量，然后在总热量的基础上确定三种产能营养素的量，在此基础上，最后就可以制订出我们每日所需的膳食种类和数量。

具体计算如下：

（1）先计算患者的理想体重：

理想体重（千克）=身高（厘米）-105

（2）将患者的理想体重与其实际体重相比较

正常：如果基本上与理想体重相差不多（理想体重±10%），则说明患者体重较合适，体形适宜，应继续保持。

消瘦：如果实际体重远远低于其理想体重（<20%理想体重），则判断为消瘦，患者需要加强营养，增加体重。

肥胖：如果实际体重远远超过其理想体重（>20%理想体重），则判断为超重或肥胖，患者需要控制饮食，减少体重。

对于糖尿病患者来说，保持正常体重（或叫合理体重）是非常重要的，如果患者能够达到并长期保持正常体重，则对有效地控制血糖、血压和血脂有确定的意义。根据体重来确定能量供给：糖尿病患者的能量供给量是以能维持正常体重或略低于正常体重为宜。因为肥胖者体内脂肪细胞增大，对于胰岛素的敏感性下降，不利于治疗。而消瘦者可能会引起机体免疫力下降，容易感染传染性疾病，导致血糖控制失败。因此，合理地提供能量，维持糖尿病患者的正常体重，是糖尿病饮食治疗的重要目标之一。糖尿病的热量提供除体重外，还要根据患者年龄、性别、体力活动的强度，是否在哺乳期、妊娠期以及生长发育期等特殊情况而定。在这里，我们只给出一般人群的能量供给，特殊人群（如哺乳期、妊娠期、儿童糖尿病患者以及有并发症的糖尿病患者）最好去医院得到医生及营养师的具体指导。

糖尿病患者能量的计算方法

不同体重成人糖尿病每日能量供给见下表。

不同体重成人糖尿病每日能量供给

单位：千卡/（千克·天）

不同体重	卧床	轻体力劳动	中等体力劳动	重体力劳动
消瘦	25~30	35	40	45~50
正常	20~25	30	35	40
肥胖	15	20~25	30	35

例：糖尿病患者王先生，身高170厘米，体重80千克，56岁，从事办公室工作，平时食量中等，单纯饮食治疗，目前未出现并发症，计算其能量需要。

（1）计算该患者理想体重

　　　理想体重（千克）=身高（厘米）-105

　　　　　　　　　　=170-105=65（千克）

（2）评价

　　　实际体重 - 理想体重 = 80-65 = 15（千克）

　　　超过理想体重百分数 = 15 / 65×100% = 23%

　　　该患者体重属超重（或肥胖）。

（3）能量供给

　　　该患者为肥胖同时为轻体力劳动者，能量应选取20~25千卡/（千克·天）

$$65 \times （20 \sim 25） = 1300 \sim 1600 [千卡 ／ （千克·天）]$$

三大营养素占总能量的比例：蛋白质占10%～15%，脂肪占25%～30%，碳水化合物占55%～60%。

食物交换份法是饮食疗法的基础

众所周知，糖尿病患者应该摄入各种营养素，但怎样选择食物才能够达到合理的量呢？糖尿病饮食的实施包括计算和制作两部分，既需要计算热量和营养素，又需要对具体食物的量进行良好的掌握。操作过程难免复杂和繁琐。对此，临床营养师在多年的工作实践过程中总结了一套行之有效的办法——食物的交换份法，凡能产生90千卡热量的食物即为一个食物交换份。它在实际操作中会给糖尿病患者带来极大的帮助。

食物交换份法是糖尿病的饮食治疗中应用较多的一种方法，它既方便又简单，易于掌握。食物交换份将食物所含的主要营养素分成四大类，再具体细分为八小类，同类食品之间可以互相交换。每个交换份中的任何食物所含能量相同，规定为90千卡（377千焦），1个交换份的同类食物中所含蛋白质、脂肪、碳水化合物等营养素含量也基本近似。这样就使得在制订糖尿病饮食的食谱时，同类中的各种食物可以等值互换。食物交换份法充分考虑了副食在糖尿病饮食中的作用。所以，用食物交换份方法比通过单一的通过严格的限制主食来降低糖类的摄入量的"主食固定法"更加科学、合理。因此，食物交换份法是糖尿病饮食治疗的基本方法。其优点如下。

（1）易于达到平衡。只要每日的膳食包括四大类食品，均衡地分配各类食物的摄入就可以构成平衡膳食。

（2）便于掌握总热量。在所选择的食物中，每1交换份的能量大致相等，约等于90千卡（所有食物均按生重计算），也可以按份选择食物，这样很容易估算一日摄取了多少热量，以便患者对每餐摄取的总热量有大致的掌握，使体重达到并维持在理想或适宜的水平。

（3）可以做到食物多样化。同类食物可以任意交换选择以避免单调，同时控制主食与副食，可以选择含膳食纤维高的食物以利于延缓餐后血糖的升高。

以蛋白质为例：50克瘦肉＝鸡蛋1个＝50克豆腐干＝100克北豆腐＝150克南豆腐

应用食物交换份法时应注意：

1）食物的数量与简易的换算：糖尿病患者对自己每天应摄入的食物种类与数量要按照医生或营养师所规定的来进行，开始时最好将每餐所摄入的食物称重，自备一套专用的碗、筷、勺。开始用秤将主食、副食称量一下，做熟后再盛在餐具里看看有多大容积，以后即可以按此份量加以估计。

2）同等质量食物的生熟变化：糖尿病饮食治疗中，所有的食物都是指生重，但食物在烹饪的过程中质量会发生很大的变化，例如：

50克大米＝130克米饭

50克面粉＝75克馒头（市售馒头100克是指面粉100克）

50克猪肉，生重是50克，其熟重就是35克。

3）一份（约90卡）的各种食物内容如下：

一份各类主食：包括大米、米粉、小米、高粱、玉米、燕麦、荞麦、绿豆、赤豆、芸豆等干豆及干粉条等各25克。

一份新鲜蔬菜类：各种绿色蔬菜、茄子、西红柿、菜花、苦瓜、冬瓜等500克；丝瓜、柿子椒、扁豆、洋葱、胡萝卜、蒜薹、西兰花、南瓜200～350克；豌豆约70克；各种根茎类蔬菜100克。

一份新鲜水果类：大部分水果200～300克；西瓜100克；柿子、鲜荔枝约125克；鲜枣100克。

一份生肉或鲜蛋类（含豆制品）：各种畜肉20～25克，禽肉约50克，鱼虾类50～200克，鸡鸭蛋（中等大小）

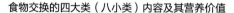

55克，豆腐类100~200克。

一份浆乳类：全脂奶粉15克，牛奶160毫升，豆浆200毫升。

一份油脂类：油脂10克，花生米或核桃仁15克，葵花籽、南瓜子各25克。

只要掌握上述基本方法，我们就能熟练地在同类食物和同等能量的基础上进行任意交换（主食换主食、肉类换肉类、蔬菜换蔬菜、水果换水果），在各类食物中自由地选择自己喜欢和想吃的食物，另外，在使用交换份法时，要在同类食物中进行交换，就能达到合理地控制总热量，维持理想体重的目的，又能达到膳食结构平衡、食谱广泛的要求。下列不同类的食物也可进行交换，例如：25克主食与200克水果；50克瘦肉与100克北豆腐；500克蔬菜与200克水果，只要掌握了交换份的交换方法，糖尿病饮食的范围还是很宽泛的，甚至可以说没有什么食物对糖尿病患者是绝对禁忌的，但糖尿病患者最重要的是要时时提醒自己，只要一动嘴就要想到控制总热量的原则，一想要吃自己喜欢的食物，就想到食物的交换份，一到超市购物，就要看食品营养成分表是否含糖。医生和营养师将营养治疗的各种方法介绍给患者，也就等于把血糖控制的权利交给了患者，我们一定要充分利用这个权利，掌握饮食控制和随意调整的方法，享受吃的乐趣。

食物交换的四大类（八小类）内容及其营养价值

组别	类别	每份质量（克）	能量（千卡）	蛋白质（克）	脂肪（克）	碳水化合物（克）	主要营养素
谷薯类	谷薯类	25	90	2.0	—	20.0	碳水化合物、膳食纤维
蔬果类	蔬菜类	500	90	5.0	—	17.0	无机盐
	水果类	200	90	1.0	—	21.0	维生素、膳食纤维
肉蛋类	大豆类	25	90	9.0	4.0	4.0	蛋白质
	奶类	160	90	5.0	5.0	6.0	蛋白质
	肉蛋类	50	90	9.0	—	6.0	蛋白质
油脂类	硬果类	15	90	4.0	7.0	2.0	脂肪
	油脂类	10	90	—	10.0	—	脂肪

不同能量糖尿病饮食内容

能量（千卡）	份	谷薯类		蔬果类		肉蛋类		豆乳类			油脂类	
		质量（克）	单位	质量（克）	单位	质量（克）	单位	豆浆（克）	牛奶（克）	单位	质量（克）	单位
1200	14	150	6	500	1	150	3	200	250	2	20	2
1400	16	200	8	500	1	150	3	200	250	2	20	2
1600	18	250	10	500	1	150	3	200	250	2	20	2
1800	20	300	12	500	1	150	3	200	250	2	20	2
2000	22	350	14	500	1	150	3	200	250	2	20	2
2200	24	400	16	500	1	150	3	200	250	2	20	2

每份谷薯类供蛋白质2克，碳水化合物20克，能量90千卡

食品	质量（克）	食品	质量（克）
大米、小米、糯米、薏米	25	干粉条、干莲子	25
高粱米、玉米楂	25	油条、油饼、苏打饼干	25
面粉、米粉、玉米面	25	烧饼、烙饼、馒头	35
混合面	25	咸面包、窝窝头	35
燕麦片、莜麦面	25	生面条、魔芋生面条	35
荞麦面、苦荞面	25	马铃薯	100
各种挂面、龙须面	25	湿粉皮	150
通心粉	25	鲜玉米（中等大小，带棒心）	200
绿豆、红豆、芸豆、干豌豆	25		

每份蔬菜类供蛋白质5克，碳水化合物17克，能量90千卡

食品	质量（克）	食品	质量（克）
大白菜、圆白菜、菠菜、油菜	500	绿豆芽、鲜蘑、水浸海带	500
韭菜、茴香、茼蒿	500	白萝卜、青椒、茭白、冬笋	400
芹菜、莴笋、油菜薹	500	南瓜、菜花	350
西葫芦、西红柿、冬瓜、苦瓜	500	扁豆、洋葱、蒜苗	250
黄瓜、茄子、丝瓜	500	胡萝卜	200
芥蓝、塌棵菜	500	茨菇、芋头	100
龙须菜	500	毛豆、鲜豌豆	70

每份肉蛋类供蛋白质9克，脂肪6克，能量90千卡

食品	质量（克）	食品	质量（克）
熟火腿、香肠	20	鸡蛋（1大个带壳）	60
肥瘦猪肉	25	鸭蛋、松花蛋（1大个带壳）	60
熟叉烧肉（无糖）、午餐肉	35	鹌鹑蛋（6个带壳）	60
熟酱牛肉、熟酱鸭、猪肉肠	35	鸡蛋清	150
瘦猪肉、牛肉、羊肉	50	带鱼	80
带骨排骨	70	草鱼、鲤鱼、甲鱼、比目鱼	80
鸭肉、鸡肉	50	大黄鱼、鳝鱼、黑鲢、鲫鱼	80
鹅肉	50	对虾、青虾、鲜贝	80
兔肉	100	蟹肉、水发鱿鱼	100
鸡蛋粉	15	浸海参	350

每份大豆类供蛋白质9克，脂肪4克，碳水化合物4克，能量90千卡

食品	质量（克）	食品	质量（克）
腐竹	20	北豆腐	100
大豆	25	南豆腐（嫩豆腐）	150
大豆粉	25	油豆腐	30
豆腐丝、豆腐干	50	豆浆（黄豆1份加水8份）	400

每份奶类供蛋白质5克，脂肪5克，碳水化合物6克，能量90千卡

食品	质量（克）	食品	质量（克）
奶粉	20	牛奶	160
脱脂奶粉	25	羊奶	160
乳酪（起司）	25	无糖酸奶	130

每份水果供蛋白质1克，碳水化合物21克，能量90千卡

食品	质量（克）	食品	质量（克）
柿子、香蕉、鲜荔枝	150	李子、杏	200
梨、桃、苹果	200	葡萄	200
橘子、橙子、柚子	200	草莓	300
猕猴桃	200	西瓜	500

每份油脂类供脂肪10克，能量90千卡

食品	质量（克）	食品	质量（克）
花生油、香油（1汤匙）	10	猪油	10
玉米油、菜籽油（1汤匙）	10	牛油	10
豆油（1汤匙）	10	羊油	10
红花油（1汤匙）	10	黄油	10
核桃（1汤匙）	15	葵花籽（带壳）	25
杏仁	15	西瓜籽（带壳）	40
花生米	15		

糖尿病患者每日饮食计划的制定步骤

首先确定总热量

从前面王先生的例子已经知道总能量的计算方法，下面来看一下如何根据总能量选择食物。

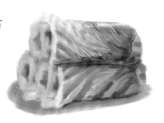

计算食物交换份

（1）确定主食的量

在知道王先生每日所需的总能量（前面的计算结果为每日1300～1600千卡。由于王先生为男性，所以这里选择能量的高限，每日1600千卡）后，根据食物的交换份原则，得出每日所需食物的份数：为1600÷90≈18份，通常主食占总能量的55%～60%，得出：主食约占10份。

（2）主食确定后，对副食及其他食物的选择

糖尿病患者的每日副食及其他食物的选择，要在满足总能量的要求和尊重患者饮食习惯的基础上选择适合的食物，如上例中王先生每日副食的量还有8份：

牛奶每日250毫升＝1.5份

鸡蛋每日1个（50～60克大小）＝1份

蔬菜每日500～600克＝1份

瘦肉每日100克＝2份

豆腐每日25～50克＝0.5份

油脂每日20克（2汤勺）＝2份

共8份

合理分配王先生的一日三餐

糖尿病患者一日三餐的饮食原则为：早餐1/5，午餐2/5，晚餐2/5或三餐各占1/3。同时糖尿病饮食的黄金法则是少食多餐，定时、定量、定餐。每餐主食尽量不突破100克，其目的是将全天主食的碳水化合物均匀地分开，以减轻胰脏的胰岛素用量和餐后血糖过高的现象。如果计算后有一餐的主食超过100克，那就把正餐多出的部分作为两餐之间的加餐，既保证热量不减又避免血糖的浮动范围过大，对控制血糖升高有益，是理想的进餐方法。

制订出每日食谱

王先生每日1600千卡的食谱举例

◎ 早餐：牛奶250毫升，煮鸡蛋1个（50克），花卷1个（50克），拌黄瓜一碟（50克）。

◎ 加餐（上午9点）：猕猴桃一个（80克）。

◎ 午餐：米饭（大米100克），牛肉炖萝卜（牛肉50克，萝卜40克），豆豉炒茼蒿（茼蒿150克），烹调油（植物油）10克。

◎ 晚餐：二合面馒头（二合面100克），熘豆腐（豆腐50克），菠菜炒虾仁（鲜虾仁50克，菠菜200克），烹调油（植物油）10克。

烹调糖尿病菜肴时的注意要点

炒菜油少点，油温低点，盐要少点。少用油炸，多用蒸、煮、炖、焖、拌的烹饪方式做熟菜。对新鲜的蔬菜，能生吃就不熟吃，能整吃就不切碎吃，能粗吃就不细吃，现烧现吃，保留营养成分的不丢失。勾芡少用淀粉上浆，不用糖上色，不用糖调味。

糖尿病主食操作时的注意要点

少油炸、少高温、少微波、少时间、少黏糊，也就是说主食做得越稀越软烂，其消化和吸收得就越快越充分，餐后的血糖也就越高。我国传统的粗粮细做，蒸包子、蒸馒头、贴饼子、烙饼、焖米饭比用高温烤的面包、微波出的米饭都能保留米、面的营养素不丢失。

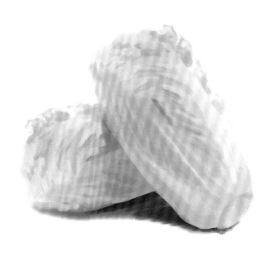

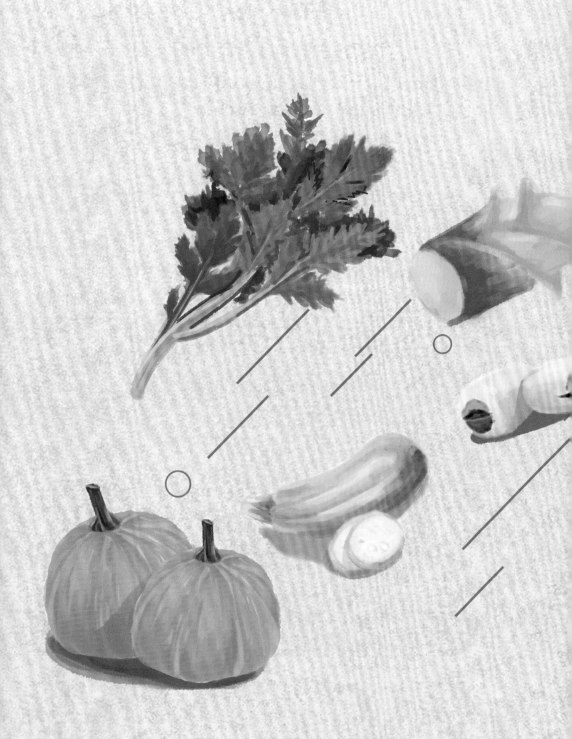

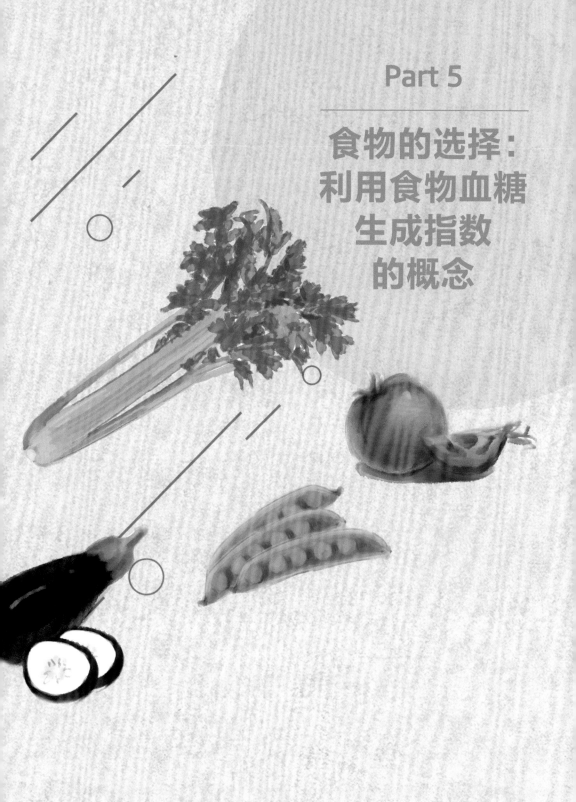

Part 5

食物的选择：
利用食物血糖
生成指数
的概念

任何含有碳水化合物的食物都可引起血糖的升高，这几乎是个人人皆知的常识问题，但只有比较稳定、不剧烈的血糖变化才对人体健康是有益的。糖尿病患者都知道糖尿病饮食的食物交换份，也知道在食物交换份的基础上多吃粗粮，多吃菜，但为什么粗粮比细粮好？蔬菜比水果好？究竟怎样选择食物才算科学合理？其道理是什么？很多人都弄不清楚。就这个问题，我们给广大糖尿病患者介绍下用血糖生成指数来选择食物的方法。这种方法探索了食物与血糖高低的关系。

了解碳水化合物在糖尿病患者饮食中所扮演的角色

饮食治疗糖尿病已有100多年的历史了，在19世纪20年代，人们就认识到碳水化合物食物会升高血糖，糖尿病患者不应该食用含碳水化合物多的食物。但碳水化合物食物可提供人体每日总能量的55%～60%，如果不能吃碳水化合物，用什么给糖尿病患者提供能量呢？早期的糖尿病饮食治疗认为，应该给患者以高脂肪的食物。当时的认识只停留在脂肪在体内分解代谢后不会生成血糖，却没有意识到高脂肪食物给人体所带来的其他损害。现在我们已经充分认识到，高脂肪的饮食可加速心血管疾病的发生和发展，这是糖尿病患者最严重的并发症之一，也是导致糖尿病患者病情恶化的罪魁祸首。所以，随着临床医学和营养学的不断发展，以及糖尿病治疗药物和手段的不断进步，糖尿病患者对碳水化合物的建议摄入量比例在不断提高，目前已经基本与健康人的推荐量相当。

食物中三大营养素推荐量的变迁

时间	碳水化合物占能量比例（%）	蛋白质占能量比例（%）	脂肪占能量比例（%）
20世纪20年代	20	10	70
20世纪50年代	40	20	40

续表

时间	碳水化合物占能量比例（%）	蛋白质占能量比例（%）	脂肪占能量比例（%）
20世纪70年代	45	20	35
20世纪80年代	<60	12~20	<30
20世纪90年代以后	55~60	12~20	25~30
目前	比例未变，但更加关注碳水化合物的种类	12~20	比例未变，但更加关注脂肪的种类

血糖生成指数的概念

　　1981年以前，人们认为所有含碳水化合物的食物对血糖的影响是相同的。1981年加拿大多伦多大学营养学教授大卫·靳克斯（David Jenkins）博士发现"碳水化合物含量相同的不同种类食物升高血糖的能力并不相同"。1997年此观点得到国际广泛认可。1988年在国际粮食及农业组织/世界卫生组织专家会议上，血糖生成指数（GI）的概念与应用得到进一步的确认和重视。从此，糖尿病患者在主食的选择上开始不只关注数量，也开始关注种类。

　　血糖生成指数是指某食物与葡萄糖相比升高血糖的速度和能力。用医学术语来解释：含50克碳水化合物实验食物的血糖应答曲线下面积，与等量碳水化合物标准参考物的血糖应答曲线下面积之比，这个比值就是这种食物的血糖生成指数。通俗地讲，它是以葡萄糖的血糖生成指数100作为参照值，有些食物升高血糖的能力高于葡萄糖，如麦芽糖的血糖生成指数为105，还有更多的食物升高血糖的能力低于葡萄糖，如馒头的血糖生成指数为88.1等。用此指数可以衡量各种食物对餐后血糖的影响大小。

　　从理论上认识食物的血糖生成指数（GI）：食物的GI是用来表示食物的一种生理参数，是衡量食物引起餐后血糖反应的一项有效指标。它的先进来自于突破以往通过实验室化学方法，根据食物的蛋白质、脂肪、碳水化合物、水分等指标测定的结果，而是完全通过人体实验接近实际的结论。如，当血糖生成指数在55以下时，可以认为该食物为低血糖生成指数的食物；当血糖生成指数在55~70之间时，该食物为中等血糖生成指数食物；当血糖生成指数在70以上时，该食物为高血糖生成指数食物。

血糖生成指数的特点

血糖生成指数的研究纠正了人们长期以来固有的"相同碳水化合物的食物的血糖反应是一样的"概念。以往人们对碳水化合物与血糖关系的研究是通过实验室测定值来决定的，只要实验室测定食物的碳水化合物含量相同，就认为对糖尿病患者血糖的影响相同。而这些碳水化合物由于存在于不同食物中，不同种类的食物中其他营养素的差别较大，这就决定了这些碳水化合物在人体内的消化、吸收和代谢不尽相同。但如果食物血糖生成指数是通过人体实验所得出的，更符合人的生理实际，而不是仅仅依赖一个化学测定指标。所以血糖生成指数更加反映了食物与血糖的真实关系。

血糖生成指数与食物交换份的比较

血糖生成指数对以往的血糖调节控制仅靠膳食中碳水化合物的摄入量的方法是一个极好的补充和提高。有了血糖生成指数的概念，人们既能控制血糖，使餐前与餐后的血糖无明显的变化，又不放弃美味的食品，大大拓宽了糖尿病患者对食物的选择。后来，人们渐渐发现若将血糖生成指数与食物交换份法相结合似乎可构成糖尿病患者饮食中血糖控制的更为完善的方案，即可以先利用食物交换份来制订每日应吃的食

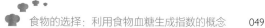

物，然后再应用血糖生成指数来具体选择碳水化合物的食物，从而使血糖得到更好地控制。

血糖生成指数与食物交换份的比较

项目	食物交换份	食物血糖生成指数
理论依据	食物中碳水化合物的量 提供的能量	食物中碳水化合物的质和量 人体生理消化利用率
数据来源	化学测定和计算	人体试食实验
实际应用	同类食物交换	比较数字高低计算膳食
优点	广为人知、方便使用、对控制总能量摄入有利	接近人体实际情况、考虑整体食物、易懂
不足	仅考虑单一成分、忽视了碳水化合物的类型不同	应用时间短、数据少
餐后血糖	血糖不易控制	血糖调节控制较好

血糖生成指数的出现，使富含碳水化合物的食物对血糖的影响有了一个更加客观的评价。目前全世界已完成了大约2000种食物的血糖生成指数的研究，我国也已完成了150余种食物的血糖生成指数的测定。

部分食物中碳水化合物含量及其血糖生成指数（GI）

食物名称	能量（千卡）	碳水化合物含量（克/100克食物）	血糖生成指数
馒头	208	44.2	88.1
西瓜	105	5.5	72
香蕉	381	22	52.6
挂面（煮）	109	24.3	41
藕粉	372	93	32.6
苹果	52	13.5	36
杏干	330	83.2	31
绿豆	316	62	27.2

要想更好地控制血糖，选择主食时对碳水化合物含量相似的食物，应挑选血糖生成指数低的那种，更有利于血糖的控制。

　　其实，除了食物中碳水化合物的含量外，食物的成熟度及加工方法的不同对血糖生成指数也有不小的影响。此外，食物的物理性质（如软、硬、生、熟、温度等）也与血糖生成指数相关。

食物的血糖生成指数高低对人体的影响

　　食物中的碳水化合物可以刺激胰岛素的分泌，当我们进食低血糖生成指数的食物时，食物中的碳水化合物会被缓慢地消化、吸收，那就意味着胰腺可以较为轻松地工作，分泌相对少量的胰岛素，从根本上保护了已受损的胰岛细胞的功能，体内胰岛素的敏感性可因长期低血糖生成指数的食物而改善。如果长时间进食高血糖生成指数的食物，使胰腺长时间过度刺激，最后处于疲劳状态，致使敏感的个体患上2型糖尿病。此外，低血糖生成指数的食物是经缓慢消化的食物，可以帮助超重人群延长饱腹感，从而减少进食量，控制和改善体重，达到减肥的目的。所以长期进食低血糖生成指数的食物对健康人群也同样受益。

　　长期食用低血糖生成指数的食物，就是从根本上保护受伤害的胰岛B细胞的功能：虽然低血糖生成指数的食物不易消化，但其缓慢释放的能量却与高血糖生成指数的食物相同，对餐后血糖上升的数值并不高，使血糖波动范围小，胰腺只产生小剂量的胰岛素就能使血糖控制在正常范围内，这样胰岛B细胞就可以"轻松地工作"，达到保护已受伤害的胰岛B细胞功能的作用。如果长期食用高血糖生成指数的精制米面，使餐后血糖迅速上升，胰腺就要长期处在繁忙的工作之中，这是犯了一个"鞭打病牛"的错误，会加速胰岛B细胞功能的早衰，其结果是过早地应用胰岛素。反之，长期食用低血糖生成指数的食物，可减轻胰岛B细胞工作使之劳逸结合，大大地推迟了使用胰岛素的时间，间接地起到保护胰腺功能的作用。

用血糖生成指数来重新认识主食

　　自从认识了血糖生成指数，我们对碳水化合物食物有了更加全面的理解，它纠正了以往在所有人们心里已形成固有的"只要是等量的碳水化合物，在体内升高相同的幅度都是一样的"概念。食物对人体血糖影响的大小不只与它的碳水化合物含量有关，还与食物的很多内在和外在的因素有关。用血糖生成指数指导我们选择食物，特别是选择主食时，除了要重视碳水化合物的摄入量，还要重视碳水化合物的质量和其消化与吸收的速度问题，使我们不用过于严格地控制碳水化合物的量，也同样能够达到控制血糖的目的。

　　低血糖生成指数的食物可以较长时间地维持饱腹感，减少饥饿感，使能量缓慢而持久地释放，并能改善肠道运动，促进粪便和肠道毒素的排除，对控制肥胖、降低血脂、减少心脑血管等慢性疾病的发生和减少便秘都有令人满意的作用。反而长期进食高血糖生成指数的食物，是增加患糖尿病和心血管疾病的危险因素。

　　影响食物血糖生成指数的主要因素：有两种不同食物，它们含有的碳水化合物的量完全一样，但我们分别吃了这两种食物后，餐后血糖的升高却可能有较大的差别。说明食物中其他成分（如膳食纤维）的含量、食物自身的成熟度、食物颗粒大小、食物加工方法、食物烹调时间，甚至食物冷热程度的不同都会影响食物产生血糖的高低。

　　白面与大麦：含50克碳水化合物的馒头的血糖生成指数为88.1，而同样含50克碳水化合物的大麦（整粒，煮）的血糖生成指数才25，两种谷类食物同样都含50克碳水化合物，但摄入后对血糖的影响却有很大差别。这是由于食

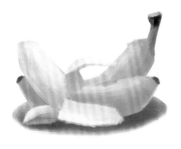

物种类的不同导致的，其中主要是膳食纤维含量的不同。

同样是土豆，煮土豆块变成土豆泥，血糖生成指数升高约25%。白米粥比白米饭的血糖生成指数也要高。这都是由于加工方式不同所引起的。

熟香蕉比生香蕉的血糖生成指数相较高了将近1倍，这是由于成熟度差异所造成的。

蒸熟的米饭立即吃与放凉以后吃两者产生的血糖生成指数也有较大差别，后者要明显低于前者，这是由于食物温度不同所造成的。

同样是淀粉，来自玉米的淀粉和来自藕的淀粉也有不一样的血糖生成指数。这可能是由于两种淀粉颗粒大小不同或淀粉的微观结构有所不同而造成的。颗粒大的食物有较低的血糖生成指数：如天然整粒的谷类食物、煮老玉米、泡整粒的大豆煮大麦粥等血糖生成指数都偏低。

另外需要知道的是：相对于碳水化合物而言，脂肪和蛋白质有较低的血糖生成指数，因为脂肪和蛋白质可延缓胃排空，使吸收速度变缓；另外，脂肪和蛋白质在体内代谢的直接产物不是糖类。所以我们可以通过食物的合理搭配来降低血糖生成指数。如：一个白馒头的血糖生成指数是88.1，如果配上芹菜炒鸡蛋，其血糖生成指数就会降为44.6，属于适宜糖尿病患者食用的低血糖生成指数的食物。芹菜中的膳食纤维，作为物理屏障，增加了消化道食糜混合物的黏度和浓度，同时限制了消化酶的介入，导致消化和吸收缓慢，血糖反应就下降了。值得一提的是，尽管高脂肪、高蛋白的食物血糖生成指数低，但糖尿病患者的饮食也是需要限制比例的，对预防心血管疾病有益。

高血糖生成指数食物与低血糖生成指数食物的区别

高血糖生成指数食物与低血糖生成指数食物的区别详见下表。

高血糖生成指数食物与低血糖生成指数食物的区别

项目	高血糖生成指数食物	低血糖生成指数食物
胃肠道	停留时间短、消化快、吸收完全	停留时间长、吸收慢
葡萄糖吸收	迅速	缓慢
血糖升值	高	低
血糖下降	快	慢
餐后血糖反应	高	小
胰岛素分泌	较多	较少
血糖波动	剧烈	平稳
血糖控制	不利	较好

制备低血糖生成指数的食物

粗粮不细作：低血糖生成指数的食物经过精细的加工，会变成高血糖生成指数的食物，食物中的膳食纤维和微量营养素特别是维生素B_1都被当作渣子丢掉了。例如，白面包的血糖生成指数是87.9，全麦粉面包的血糖生成指数是70，但加入75%～80%的大麦粒，其血糖生成指数就降低为34了，所以提倡糖尿病患者吃粗制的或带谷粒制成的面包代替白面包。从血糖生成指数的观点看，要控制粮食的碾磨精度。

烹调简单点：蔬菜能不切就不切，豆类能整吃就不磨碎，直接食用谷类的纯天然形式，宁愿多嚼几下，让胃肠多运动几下，吸收得慢些，对血糖的控制有利。例如，大麦整粒煮的血糖生成指数是41，全麦粉面包的血糖生成指数是69。

适量食用膳食纤维食物：以增加肠内容物的黏性，降低淀粉酶的相互作用，减缓吸收的速度，是食物的血糖生成指数下降的有利措施。在食物的选择上，糖尿病患者的主食以谷类和薯类为主；蔬菜可选用天然膳食纤维多的芹菜、竹笋、木耳、香菇等；水果尽量生吃，禁榨汁和水煮，以保留原有的营养素。

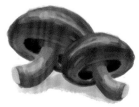

适当增加食物中蛋白质的含量，减缓碳水化合物的吸收，使食物的血糖生成指数降低。例如：小麦面条的血糖生成指数是81.6，加鸡蛋的硬质面条的血糖生成指数就是55，北方人爱吃的饺子是混合膳食中血糖生成指数较低的，三鲜馅饺子的血糖生成指数是28，吃馅是糖尿病患者最理想的食物，一餐中蛋白质、脂肪、碳水化合物及膳食纤维都具备了。在临床实践中，我们还观察到，较虚弱的糖尿病患者及老人即使在喝粥时加鸡蛋和少量的瘦肉，对餐后血糖都有很好的控制作用。

急火煮，水分少：食物的软硬度、生熟度、稀稠度、颗粒大小对该食物的血糖生成指数都有不同的影响，除营养治疗特殊需要外，对谷类食物煮熟即可，不必长时间的高温和煮烂变稠，使食物的性质发生了改变，因为食物的加工时间越长，温度越高，黏度就越大，致使食物吸收得越快，血糖生成指数就越高。

吃点醋是个很好的饮食习惯：食物中的酸性物质降低了胃的排空能力，延长了小肠的吸收时间，也就降低了食物中碳水化合物的消化和吸收的时间，其血糖生成指数也就随之降低了。食物经发酵后产生的酸性物质，也可使整体膳食的血糖生成指数降低。最简便易行的方法是，在副食中加点醋或柠檬汁，既可提高口味又是个科学的吃法。

血糖生成指数的高低搭配：将食物血糖生成指数的高和低巧妙地进行搭配，操作中主食粗细粮搭配，豆类与米饭搭配，白面与黄豆面搭配，精面与膳食纤维进行搭配，利用食物间成分的相互影响，将一餐的血糖生成数值降低。

选对主食：主食是影响血糖高低的主导，碳水化合物是人体能量的主要来源，影响血糖生成指数的食物就是碳水化合物，而碳水化合物主要存在于主食中的谷类（大米、面粉、玉米）和薯类食物中，在我国传统的饮食习惯中，我们每天进食的米面制品占一天能量的60%～70%，也就是说60%～70%的能量是由碳水化合物提供的；即使现在受到西方饮食方式的影响，肉、蛋、奶比例增加，一般每天也有不少于一半的能量是由碳水化合物来提供的。其中谷类和基于谷类的产品占膳食总碳水化合物的90%。如果能把握好饮食中主食的50%～70%，科学地利用谷类食物，就等于为我们的健康多加了50%～70%的保障。无论是对糖尿病患者还是健康人来讲，用血糖生成指数的观点来选择每天的一日三餐，达到保持一个相对稳定的血糖水平或者波动不大才是人体内环境的理想状态。

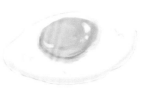

　　至于坚果和肉类的血糖生成指数，目前还没有。因为食物的血糖生成指数最主要是用于测定富含碳水化合物的食物，而坚果和肉类中碳水化合物的量几乎微乎其微，这就说明它们对血糖的影响也小，同时经过标准的方法测出它们的血糖生成指数确实较低。尽管如此，肉类含脂肪和蛋白质，坚果既是零食又含油脂，同样要控制摄入量。

应用血糖生成指数的概念选择食物的优势

　　（1）低血糖生成指数的食物无论对健康人还是糖尿病患者都是终身的选择。

　　（2）血糖生成指数的即时效应可维持合理的血糖水平。

　　（3）血糖生成指数的远期效应是预防糖尿病和慢性并发症的发生和发展。

　　（4）从根本上缓解了因胰岛素抵抗形成的恶性循环而引起的"高胰岛素血症"，也就是帮助糖尿病患者从源头上控制了并发症的发生和发展。

　　（5）在降低血糖的同时又调节血脂的作用。

　　（6）增加饱腹感（粗加工粮食含可溶性膳食纤维，吸收慢又不易消化），可作为减肥食品的优先选择。

（7）辅助治疗便秘，预防结肠癌的发生。

（8）降低体重，肥胖的2型糖尿病患者体重下降10%，可使空腹血糖下降60%。临床上，随体重的减轻，胰岛素抵抗可得到改善。

（9）增加胰岛素的敏感性，提高糖尿病患者科学饮食的品味。

血糖生成指数同样是健康人饮食的指南：应用血糖生成指数的概念来选择食物，能更合理地安排我们的膳食结构，对于调节和控制人体血糖简便、易行。饮食中碳水化合物越高，选择低血糖生成指数的食物就显得尤为重要。对于现在处于健康状态的人群，长期食用低血糖生成指数的食物，可减轻胰腺的工作，减少胰岛素的分泌，是对人体胰腺的一种保护措施。

低血糖生成指数食物的开发也成为糖尿病饮食市场的重要研究领域。

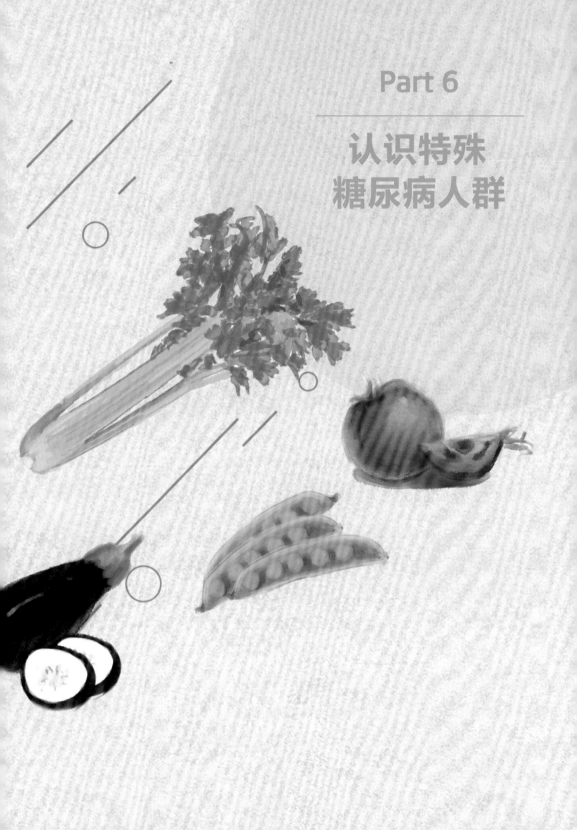

Part 6

认识特殊
糖尿病人群

妊娠糖尿病患者

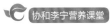

　　妊娠糖尿病（GDM）是指女性在怀孕期间合并糖耐量异常或糖尿病。"妊娠糖尿病"与"糖尿病妊娠"不同，糖尿病妊娠是指女性在怀孕前就已确诊为糖尿病，也就是糖尿病患者怀孕的情形；而妊娠糖尿病则是指孕前未发现有糖尿病，而到怀孕中期血糖升高的情况。无论怎样，"妊娠遇上糖尿病"对孕妈妈和胎儿均有不利影响。在糖尿病的饮食治疗原则中，不管是妊娠糖尿病还是糖尿病妊娠，两者的饮食治疗方法都是相似的。但绝大部分的糖尿病妊娠妈妈除了饮食控制外，还需要胰岛素治疗；而有90%的妊娠糖尿病患者，单纯地靠饮食治疗和饮食结构的调整，就能使血糖控制在较理想的范围。因此，饮食治疗是妊娠糖尿病首选的治疗手段，但值得一提的是，有少量妊娠期糖尿病的妈妈靠单纯的饮食控制效果不佳，需要借助药物的帮助。因为怕对胎儿造成不利影响，所以目前孕期很少使用口服降糖药。当饮食治疗不能完全控制血糖时，要考虑使用胰岛素，以免过分的饮食控制导致胎儿和母体发生营养不良。

　　首先只有充分认识到高血糖对孕妇和胎儿的危害才能提高妊娠糖尿病患者和糖尿病妊娠患者的高度警惕。孕妇患有糖尿病的比例为2%～3%，也与糖尿病一样还在呈上升趋势，如产后不注意饮食，节食减肥，有50%的妊娠糖尿病者在10～15年后会发展成为终身糖尿病患者。年龄在35岁以上的高龄孕妇比较容易发生妊娠糖尿病，有糖尿病家族史，在怀孕期间进补导致营养过剩，过高的体重使体内的脂肪组织过度增多等情况，也都容易发生妊娠糖尿病。

　　（1）妊娠糖尿病的危害

　　对孕妇的七大不良影响：

◎　引发先兆子痫：发病率为正常孕妇的3～5倍，主要与血糖水平有关。

◎　造成羊水过多：发生率为13%～36%，与血糖控制的程度相关。由于羊水过多及病情需要终止妊娠，会使早产率明显升高，可达到6%～25%。

◎ 增加自然流产：自然流产发生率达到15%～30%，主要是因妊娠早期血糖过高，使胎儿发育受累，导致胚胎死亡而引起自然流产。

◎ 容易合并感染：糖尿病患者由于抵抗力下降容易合并感染，最常见的为泌尿系统感染如无症状菌尿，严重时发展为肾盂肾炎。

◎ 增加手术及产伤：由于胎儿巨大，导致分娩时头盆不称发生率增高，造成难产。而难产会增加产钳助产率和剖宫产率，同时还会引起子宫收缩乏力、产后大出血等不良结局。

◎ 引起酮症酸中毒：当孕妇血糖过高而胰岛素相对或绝对不足，体内血糖不能被利用时，脂肪分解加速，酮体产生过多，进而造成水电解质紊乱，发生酸中毒，引起胎儿缺氧甚至胎死宫内。

◎ 引起早产：发生率为10%～25%，羊水过多是引起早产的原因之一，其他大多是因并发先兆子痫或胎儿窘迫等需要提前终止妊娠。

对胎儿的五大不良影响：

◎ 引起胎儿畸形：如果妊娠糖尿病发生于妊娠中晚期，胎儿畸形率和正常孕妇是相同的；倘若论断早，尤其表现为空腹血糖高的孕妇，可能孕前就已不正常，其胎儿的畸形率和流产率与糖尿病合并妊娠的孕妇相似。引起的畸形以先天性心脏病及肥厚性心肌病较为多见。

◎ 造成巨大儿：发生率为15%～45%。母亲血糖过高，会刺激胎儿的胰岛分泌过多，造成胎儿过度生长发育，导致一系列合并症。巨大儿的脂肪沉积过多，在产程中容易发生肩难产，易导致新生儿发生锁骨骨折、臂丛神经损伤等不良结局。

◎ 增加新生儿合并症：由于妊娠糖尿病孕妇，其胎儿的肺脏比正常儿要晚成熟2周，所以妊娠糖尿病的孕妇如果在38周前分娩，应该警惕新生儿呼吸窘迫综合征。此外，新生儿低血糖、低血钙、红细胞增多症、高胆红素血症等，也较正常儿多见。因此，糖尿病和妊娠糖尿病孕妇所生的孩子应该视为早产儿,至少需要在新生儿重症监护室监测24小时。

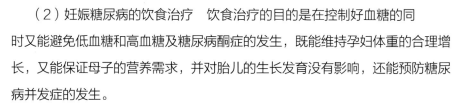

◎ 容易胎死宫内:妊娠糖尿病孕妇如果血糖水平控制得不好,胎儿在孕晚期可能会突然发生宫内死亡。

◎ 胎儿宫内生长受限:严重的妊娠糖尿病孕妇伴有血管病变时,会造成胎盘缺血,导致胎儿生长发育缓慢,常常小于相应的孕周,尤其是孕妇还伴有肾病。

(2)妊娠糖尿病的饮食治疗 饮食治疗的目的是在控制好血糖的同时又能避免低血糖和高血糖及糖尿病酮症的发生,既能维持孕妇体重的合理增长,又能保证母子的营养需求,并对胎儿的生长发育没有影响,还能预防糖尿病并发症的发生。

妊娠糖尿病的饮食治疗与非妊娠糖尿病的饮食治疗原则是相同的,为使受孕时和整个妊娠糖尿病的病情保持良好的控制并达到满意的标准,既要维持孕妇的体重合理地增长,又要保证孕妇的营养需要,还要保证胎儿宫内的生长发育,因此血糖的稳定是确保母婴安全的保障,所以在整个孕期中,妊娠糖尿病孕妇都要与医生、营养师配合,随着孕期饮食计划的进展,使全妊娠过程中体重增加争取控制在12~15千克的范围内。

妊娠糖尿病孕妇的饮食计划:饮食可适当放宽,但还要合理地控制总能量,在妊娠的前4个月,营养素和能量的供给与妊娠前基本相同,严禁营养过剩,控制体重。在妊娠中期,每日能量比非孕期增加300卡、达到2100卡,蛋白质增加15克、达到70克,到妊娠晚期,每日能量比非孕期增加450卡、达到2250卡,蛋白质增加30克、达到85克,其中优质蛋白质保证不少于1/3,每天可摄入坚果25克,并计入总热量内。主食每日250~300克,一般不低于每日200克。主食控制太严不利于胎儿的生长,不要吃任何糖及含糖的食物。在孕期特别要提高膳食纤维的摄入,多选用含纤维高的蔬菜,如芹菜、蒜薹、韭菜和绿叶蔬菜,有利于缓解孕妇便秘的情况,又能降低餐后血糖。水果则根据病情和餐后血糖指标来选用,每天不超过200克，应做加餐。餐次仍以少量多餐为原则，适当地加餐，预防低血糖的发生。在妊娠糖尿病饮食控制的同时，适当的运动必不可少，应根据自身情况，最好在餐后半小时运动30分钟，选择散步的运动方式，并坚持整个孕期。

为保证新生儿的存活质量，在整个孕期中对妊娠糖尿病的血糖控制要求要比非妊娠糖尿病严格，要求空腹血糖＜6.1毫摩尔/升，餐后2小时血糖＜6.7毫摩尔/升。如血糖波动范围加大，指标控制不理想，可及时到医院应用胰岛素治疗，并在妊娠的全过程以血糖为指标来观测，密切监护孕妇的血糖水平和胎儿的生长、发育及成熟情况，同时定期进行尿常规、肾功能和围产期检查。

儿童、青少年糖尿病患者

儿童、青少年糖尿病多发生于15岁以下，但也可发生于任何年龄，90%属胰岛素依赖型，也称为1型糖尿病。患者多有胰岛B细胞破坏，引起胰岛素绝对缺乏，其发病特点是起病急，症状较明显，临床上多以酮症酸中毒为疾病的首发表现，患者最终需要依赖胰岛素治疗才能生存。

儿童糖尿病，发病最早的有刚出生2个月就患糖尿病的病例，又要终身靠胰岛素维持治疗，这对家长和患儿来讲都是件残酷的事情，由于年龄较小，对糖尿病没有认识，再加上儿童爱动好玩的天性，活动量大，对饮食控制很难接受，这也是血糖控制不满意的原因，而儿童糖尿病的预后与血糖的控制好坏又密切相关，糖尿病肾病是儿童死亡的主要原因。为此儿童糖尿病的饮食治疗必须重视，它将是一个系统工程，需要医生、营养师和家长根据患儿的不同年龄段和病情，对饮食进行及时的调整，制定合理的膳食计划和饮食管理方案，达到血糖控制良好、没有尿糖出现、血脂和体重达到正常标准，特别注意预防低血糖和酮症酸中毒的发生。在营养供给充足的要求下还要实现膳食的平衡，引导患儿正常进餐，养成不挑食、不偏食的饮食习惯，保障身体发育正常。在此，将儿童糖尿病饮食治疗的健康教育知识教给患儿和家长，是实现饮食管理必须采取的措施。

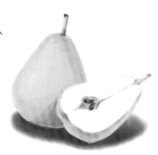

儿童糖尿病的营养治疗原则中的能量和各种营养素的供给量可参看中国营养学会推荐的中国居民膳食营养素参考摄入量标准。对患儿的能量摄入要根据年龄、活动度、患儿的胖瘦及患儿的饮食习惯来进行个体化计算。

需要注意的是，糖尿病患儿能量的计算不能按照成人能量计算的方法，因为患儿正处于快速生长发育阶段，每千克体重能量的需要远远大于成人，为此，糖尿病患儿有专门的公式来计算能量。

能量计算公式：全日总能量（千卡）= 1000+年龄×（70～100）

能量与年龄计算：年龄越小热量需要越高，大致可按以下公式参考。

3岁以下：能量 = 1000+3×（95～100）

4～6岁：能量 = 1000×（85～90）

7～10岁：能量 = 1000×（80～85）

10岁以上：能量 = 1000×（70～80）

患儿体重标准计算公式：年龄×2+8

对超正常体重患儿的热量可适当减低；体重不达标患儿的能量可根据病情和血糖水平适当增加。

患儿的活动量：幼儿基本无差异，对年龄稍大一些的患儿，原则上是活动量大，其热量适当增加。

患儿的饮食习惯：从患病开始家长就有意识地培养患儿建立计划饮食、少量多餐、定时加餐、不挑食、不偏食等良好的饮食习惯，以维持血糖的稳定。

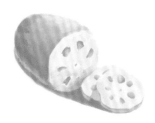

患儿的饮食结构：蛋白质的摄取量高于成人，占总能量的比例可以达到20%左右，根据儿童的生理发育特点，年龄越小，对蛋白质的需求相对越大，多选用奶类、肉类、蛋类等优质蛋白质。适当控制主食的摄取，对大一些的孩子，可以采用粗细粮搭配的方式。也可以给孩子适当食用坚果类食物，以保证能量和优质脂肪的摄入。同时注重补充钙、铁、锌及维生素D，对能量和各种营养素的供给量要随着患儿年龄的增长，在营养师的指导下进行及时调整，确保患儿的各种营养指标的正常和生长发育的需要，使饮食、活动量、胰岛素的用量三者能维持平衡。

老年糖尿病患者

我国已经进入老龄化社会，在患糖尿病人群中老年人居多，患糖尿病的老人一般病史都较长，合并症较多，根据老年人的生理特征加上合并有糖尿病，饮食治疗就有其特殊性。老年人牙齿松动，咀嚼能力下降，胃肠道消化和吸收功能降低，加上病史长，饮食控制严格，饮水少，体内蛋白质丢失多，肥胖的少，体重不达标的多。值得警惕的是，由于老年人的身体反应较迟缓，对低血糖的症状反应较慢，但对于老年人来讲，低血糖症远比短暂的高血糖对生命的危险性要大，为此，出意外的情况屡见不鲜，所以对于老年糖尿病患者而言，血糖控制要求不能太严，越低越容易发生低血糖，餐后2小时血糖不超过11.1毫摩尔/升即可。在能量的需求上，65~70岁以上的老年人比年轻人要减少10%，但对蛋白质和各种维生素及钙的需求要高于年轻人，为此，老年糖尿病患者的饮食就要突出清淡，少盐，低脂，软烂，少食多餐，食物要求精，体积要求小，同时为提高老年人的食欲，烹饪方法要求色、香、味俱全，并要求家属陪餐，饭后活动一定要有人陪伴。

糖尿病兼低血糖患者

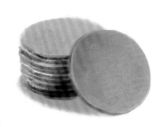

低血糖症是血葡萄糖（简称血糖）浓度低于正常的临床综合征。

说到低血糖时的饮食，首先要正确认识低血糖对人体健康的威胁，糖尿病患者对于高血糖都有较深的认识，高血糖对健康的危害也能警惕和关注，但对低血糖似乎认为不太重要，只是犯病时难受一阵吃点东西就过去了，因此就认为低血糖对健康的影响很小，其实这种观点是极端错误的。严重的低血糖和低血糖昏迷，反复的发作或持续时间较长都可引起可逆的脑损害，但若抢救不及时或处理不得当，病情延误6小时以上者，就会造成患者大脑严重缺氧，导致脑细胞损伤，甚至死亡。对一个健康人来讲，如果经常发生低血糖症状，有可能是糖尿病的糖代谢紊乱的先兆，也可能会发生反跳性的高血糖，就应该到医院定期检查血糖，低血糖是可以预防的，一旦发生若能处理得及时妥当是可以避免意外发生的。

第二，要明确低血糖的诊断和症状：正常人的空腹血糖为3.3~6.1毫摩尔/升。非糖尿病患者低血糖是指多种原因导致血糖低于2.8毫摩尔/升，而糖尿病患者如果血糖低于3.9毫摩尔/升就可诊断为低血糖。如果血糖低于2.8毫摩尔/升，或血糖下降速度过快，就有发生低血糖昏迷（无意识状态）的可能，特别是老年人。低血糖的症状在糖尿病患者中经常发生，其原因大致常见的有病情不稳定，胰岛素应用过量，口服磺脲类降糖药物，饮食控制过严导致进食量不足，空腹酗酒，未按时就餐或运动量增加而饮食和胰岛素用量未及时调整等，都有可能发生低血糖。低血糖轻度症状为心慌、头痛、手抖、出大汗、面色苍白、头晕、饥饿感，手、脚、口唇或舌头发麻，视物模糊，有人会出现烦躁、全身乏力等表现，重症低血糖可出现神志不清，全身抽搐，甚至昏迷，严重者可危及生命。

第三，要掌握低血糖反应时的饮食处理和急救措施。如果患者偶尔发生轻

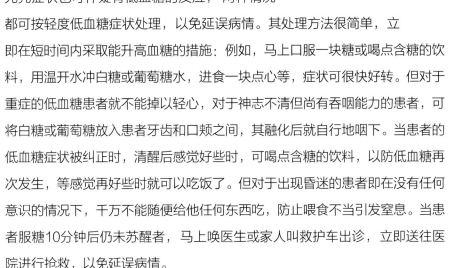

度的低血糖症状，有条件时可以测试一下自己的血糖
值，如果不低于4毫摩尔/升，就可能不是低血糖的
反应，但也要引起注意，及时去观察和鉴别诊
断。如果发生症状时没有检测血糖的条件，或
光凭症状也可怀疑有低血糖的反应，两种情况
都可按轻度低血糖症状处理，以免延误病情。其处理方法很简单，立
即在短时间内采取能升高血糖的措施：例如，马上口服一块糖或喝点含糖的饮
料，用温开水冲白糖或葡萄糖水，进食一块点心等，症状可很快好转。但对于
重症的低血糖患者就不能掉以轻心，对于神志不清但尚有吞咽能力的患者，可
将白糖或葡萄糖放入患者牙齿和口颊之间，其融化后就自行地咽下。当患者的
低血糖症状被纠正时，清醒后感觉好些时，可喝点含糖的饮料，以防低血糖再
次发生，等感觉再好些时就可以吃饭了。但对于出现昏迷的患者即在没有任何
意识的情况下，千万不能随便给他任何东西吃，防止喂食不当引发窒息。当患
者服糖10分钟后仍未苏醒者，马上唤医生或家人叫救护车出诊，立即送往医
院进行抢救，以免延误病情。

第四，要学会预防低血糖发生的本领，做自己的医生。

◎ 要随身携带"糖尿病患者救助卡"片、葡萄糖或糖块、饼干或含糖类食物。

◎ 必须按营养师的指导按时按量进餐。

◎ 必须按医嘱服用降糖药物，不得随意加减剂量，有低血糖症状时及时与医
生沟通。

◎ 告诉自己的家人朋友和同事有关低血糖的症状及简单的处理措施。

◎ 避免空腹进行晨练，尽量在饭后1~2
小时再参加运动。

◎ 避免在胰岛素或口服降糖药作用最强时
运动，预防在运动中发生低血糖。

◎ 在运动量增加时及时调整饮食和进行运动前
加餐。

◎ 避免空腹饮酒，可在饮酒前先进食50克主食或含糖食物。

◎ 对于病情控制不稳，血糖过高，波动较大等状况时，应避免糖尿病患者单独活动。

总之，我们应认真分析低血糖发生的原因，对症采取相应预防措施。

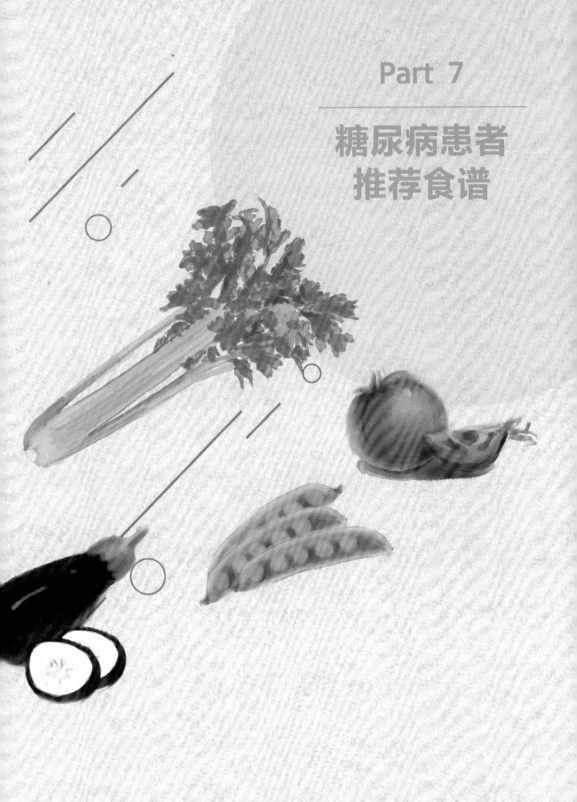

Part 7

糖尿病患者
推荐食谱

在给糖尿病患者进行食谱设计时，要注意掌握"三化"和"三适合"的原则。

◎ 食谱设计要个别化：不宜生搬原则和套用公式的模式。糖尿病饮食中没有一种食物对糖尿病是绝对禁忌的，因此制订食谱要根据病人的具体情况进行分析。例如，患者身体状况较好、食欲较好、体形较胖，在食谱设计时应注意采用低脂饮食，并严格控制主食的摄入量；但如果患者身体消瘦、进食量不足，甚至只能进食流食，则很多食物可以放开，如粥、细粮、全脂奶、水果等都可以酌情适量选用。

◎ 烹饪要简单易操作多样化：尽量简化烹饪方式，避免繁琐复杂的操作方式让所有人都能够轻易上手制作。但食谱应"简约不简单"，食材种类的选择应多样化，不能太单一，以满足各种营养的需要。

◎ 一日三餐要注重家庭化：糖尿病作为一种慢性病，饮食控制是终身的。所以在设计食谱时尽量正常化，以便每餐的饮食都可以为家庭成员所共享，给患者创造一个宽泛的饮食环境，缓解糖尿病患者一进餐就有压力的不良情绪。

同时努力地使所设计的食谱符合"三适合"原则，即：适合患者的饮食习惯、适合患者的经济条件、适合市场季节供应情况。

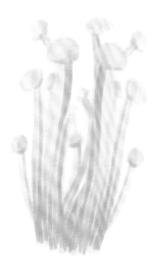

▎糖尿病食谱

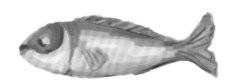

主料　活鱼....1条（各种鱼均可）

配料

植物油....10克	鸡汤....1000克	味精....2.5克
姜末....5克	大葱....10克	姜汁....5克
香菜....10克	醋....50克	香油....10克
白胡椒粉....2.5克	绍酒....10克	精盐....3.5克

制作方法

❶ 将鱼去鳞、鳃、鳍，开膛去内脏，洗净后，用开水烫一下，再用凉水洗一遍，刮去鱼身外面的黑衣，然后在鱼身的两面剞上花纹：一面剞成十字花刀（即先坡着刀在鱼体上每隔1.65厘米宽切入1刀，深及鱼骨，再直着刀在已切的刀口上交叉切，即成十字花刀）；另一面则剞成一字刀（即直着刀隔1.65厘米宽横切1刀，深及鱼骨）。香菜洗净，切成长2厘米的段。葱一半切成长3.3厘米的细丝，一半切成末。

❷ 将植物油倒入炒锅里，置于旺火上烧热，依次放入胡椒粉、葱末和姜末，煸出香味后，倒入鸡汤，下入姜汁、绍酒、精盐和味精。

❸ 将鱼在开水里烫4~5秒，使刀口翻起，除去腥味，随即放入汤中（花刀面朝上）。待汤烧开后，移到微火上，约炖20分钟，放入葱丝、香菜段和醋，再淋少许香油即成。

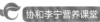

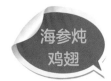

海参炖鸡翅

主料

发好的海参....250克　　鸡翅....4只

配料

食用油....1茶匙　　精盐、胡椒粉、老抽、

大葱....2根　　　　鸡精、料酒、生粉、姜

香菜....2棵　　　　各适量

水....2杯

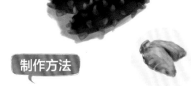

制作方法

❶ 海参洗净切块。锅中放姜1片、葱1根，料酒半匙，水2杯煮滚，放入海参煮5分钟捞起沥干水。

❷ 鸡翅洗净沥干水，用盐、酒、老抽腌料腌10分钟。起油锅爆鸡皮呈金黄色时铲起。

❸ 起油锅爆香姜、葱、下海参爆透，洒酒半匙，下鸡翅及调料炖15分钟。

❹ 用生粉、水、老抽做成芡汁入锅兜匀，放上香菜装盘。

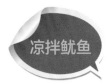

凉拌鱿鱼

主料

鱿鱼....1只

配料

(1) 洋葱....1/4个　　　　(2) 辣椒....2个

香菜末....50克　　　　大蒜....6瓣

葱花....50克　　　　　白醋....1/2杯

薄荷叶(切末)....10克

(3) 白砂糖....2茶匙　　　鱼露....2茶匙

柠檬汁....1茶匙

制作方法

❶ 鱿鱼洗净，左右交叉斜切条纹，再切成片，用滚水烫至熟后捞起，洋葱切丝备用。

❷ 将配料(2)混合，以小火煮3分钟，等到变凉以后，再用果汁机打成酱汁。

❸ 将做好的酱汁与配料(3)拌匀，再跟鱿鱼、洋葱丝、葱花及薄荷叶末一起拌匀。

苋菜豆腐银鱼羹

主料　苋菜....600克

老豆腐....1块

银鱼....100克

配料　去油浓汤....5杯

胡椒粉、马铃薯淀粉、

精盐、味精各适量

制作方法

❶ 将苋菜洗净，以盐水汆烫过，捞出立刻以冷开水冲凉，再切细。

❷ 豆腐切丁，亦用开水汆烫后捞出。

❸ 将低油浓汤煮开，放入豆腐、银鱼，调好味道后放入太白粉水，煮成黏稠羹状，放入苋菜，煮滚即可熄火，盛出。

清烩海参

主料　刺参....500克

配料

植物油、水淀粉....各2茶匙　　荷兰豆....50克

高汤....1碗　　笋片....50克

胡萝卜片....50克　　大葱、姜各适量

制作方法

❶ 将洗净的刺参在放有葱、姜的煮汁中煮5分钟捞出，切成片。

❷ 油锅中炒香葱末，倒入荷兰豆、高汤、胡萝卜、笋片加盖煮4分钟。

❸ 放入刺参片，淋上勾芡即可。

 **虾仁炒芹菜**

主料
鲜虾仁....50克
芹菜....250克

配料
植物油....15克
精盐、味精各适量

制作方法

❶ 将芹菜洗净，去掉菜叶，将叶柄切成2厘米长，放入开水锅中焯一下，捞出沥净水分备用。

❷ 鲜虾仁洗净沥干水分备用。

❸ 锅置火上，加入植物油，油热后炸一下虾仁（至虾仁变红色为止）。

❹ 然后将焯好的芹菜下锅，与虾仁搅拌均匀，加入盐、味精再搅一下，即可装盘食用。

 **金针木耳炖鸭**

主料
鸭....半只
金针菇、木耳、
冬菇....各25克
豆腐泡....100克
青菜....50克

配料
姜、大葱、蚝油、
胡椒粉、精盐、
白砂糖、香油、
生抽、老抽、
料酒各适量

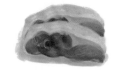

制作方法

❶ 冬菇浸软挤干去蒂，加生粉少半匙，油半匙拌匀。蔬菜炒熟铲起备用。鸭洗净沥干，用料酒、盐、老抽各适量涂匀肉和皮，腌20分钟。

❷ 炒锅烧热倒入油下入鸭爆至鸭皮呈金黄色铲起。

❸ 锅中留油，爆香姜、葱，下金针菇、木耳略炒，加酒1匙，下蚝油、生抽、老抽、香油、胡椒粉、盐、少量糖，加水及鸭煮滚，慢火焖半小时。下冬菇再焖15分钟至鸭软烂。取出鸭，放入豆腐泡再焖5分钟。把蔬菜下锅兜匀，装盘。

❹ 鸭切块放在金针菇等各种料上，煮滚汁，加水淀粉、蚝油勾芡，倒在鸭上。

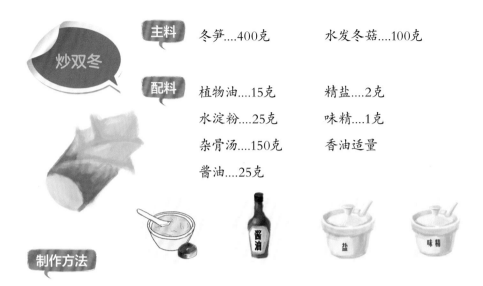

炒双冬

主料

冬笋....400克　　　　水发冬菇....100克

配料

植物油....15克　　　　精盐....2克

水淀粉....25克　　　　味精....1克

杂骨汤....150克　　　　香油适量

酱油....25克

制作方法

❶ 将水发冬菇去蒂，用冷水洗净，大的切成2片；将冬笋洗净，切成长3厘米、宽2厘米、厚0.3厘米的薄片。

❷ 锅置火上，加水烧开，分别下冬笋、冬菇汆一下，滗去水分。

❸ 炒锅内放油15克，先下冬笋煸炒几下，再入冬菇、精盐、酱油、杂骨汤，焖2分钟，放入味精，用湿淀粉勾芡，撒上味精、淋上香油，出锅装盘即成。

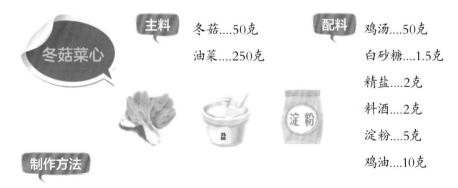

冬菇菜心

主料

冬菇....50克　　　　油菜....250克

配料

鸡汤....50克

白砂糖....1.5克

精盐....2克

料酒....2克

淀粉....5克

鸡油....10克

制作方法

❶ 将冬菇用温水泡开，剪去根蒂，摘洗干净，备用；将嫩油菜心从蒂部劈开，用沸水汆透捞出，立即用冷水冲凉，沥净水备用。

❷ 锅置火上，放入鸡油，加鸡汤、糖、盐、料酒，再将菜心和冬菇放入烧4分钟左右，取出菜心和冬菇，整齐地摆在盘内，将油锅原汁加淀粉勾芡，浇在冬菇菜心上即成。

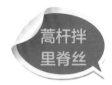

主料 猪瘦肉....50克
蒿蒿....50克

配料 精盐、味精、
鸡蛋清、淀粉、
香油各适量

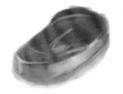

制作方法

❶ 选用猪精瘦肉50克，首先剔除筋膜，再入清水泡去血污，然后切丝，丝的粗细与蒿蒿杆相仿。将肉丝放入碗中，加入少量精盐、味精、鸡蛋清、淀粉拌合上浆。再将肉丝放入沸水中，用竹筷轻搅至肉丝散开，见肉丝色转白且成熟时，立即取出，摊开晾凉。

❷ 蒿蒿50克，摘去蒿叶，老根洗净，切成6厘米长的段，再投入沸水中略烫至熟。再与肉丝拌合，加入少量精盐、味精、香油拌匀即可。

主料 芹菜....200克
水发香菇....100克

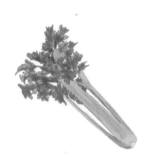

配料 植物油....15克
精盐....2克
淀粉....10克
香油适量

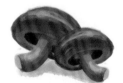

制作方法

❶ 把芹菜切成4厘米长的段；把香菇切成丝。

❷ 用旺火把油烧至冒烟，先把芹菜放进去，煸炒几下，再放香菇丝，加少许盐，炒匀。加20克清汤，盖上盖，改用小火焖一会儿。

❸ 出锅前，用水淀粉勾芡，加少许香油，炒匀。

主料

香菇....100克

冬笋....250克

虾仁....50克

青菜心....50克

配料

植物油....15克

精盐、水淀粉、
鸡汤各适量

制作方法

❶ 将香菇用凉水洗净，去根蒂，沥干水，切成片；冬笋去皮，切成段；青菜心洗净，一剖为二。

❷ 锅置火上，加水烧开，投入菜心、笋段氽一下，滗去水分。

❸ 炒锅置火上，倒入鸡汤、笋段、香菇片、菜心和洗净的虾仁，烧沸，加入植物油，放精盐，再烧沸一会儿，用水淀粉勾芡，出锅装盘即成。

主料

水发黑木耳....150克

水发银耳....100克

黄瓜....50克

香菜....25克

配料

植物油....10克

花椒粒....2克

葱丝....5克

姜丝....5克

香油....10克

精盐、味精各适量

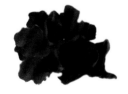

制作方法

❶ 将黄瓜洗净，去皮，切成小菱形片；香菜洗净，切成2厘米长的段；黑木耳、银耳摘洗干净，撕开；再把黄瓜、黑木耳、银耳用开水焯透，捞出，用冷水过凉，控干水后，入盘。

❷ 炒勺烧热放香油，煸炒花椒粒，炸糊后捞出，放葱丝、姜丝炒出香味后，出勺浇在黑木耳上，扣碗稍焖片刻打开，撒上香菜段，加入味精、精盐拌匀，即可。

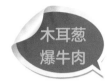

主料

水发木耳....10克

嫩牛肉....200克

大葱....100克

香菜梗....25克

鸡蛋....1个

配料

植物油....20克

高汤....50克

大蒜、味精、精盐、料酒、酱油、胡椒粉、水淀粉、香油各适量

木耳葱爆牛肉

制作方法

❶ 将牛肉切成3厘米长、2厘米宽的薄片，加上鸡蛋清、水淀粉上浆调匀；香菜梗洗净，切成长3厘米的段；蒜切成片；大葱切成马蹄形的片。

❷ 锅上火，下入植物油10克，烧至八成热时，加入牛肉，翻炒，盛出。

❸ 锅内留少许余油，先加入蒜片、葱片煸炒几下，再加入木耳、酱油、精盐、味精、料酒、高汤，炒几下，用水淀粉勾芡，加入炒过的牛肉片和香菜，淋上香油，撒上胡椒粉，颠翻几下，出锅即成。

主料

兔子....1只

五香兔肉

配料

酱油....50克　　香料袋（内装丁香1克，桂皮、

绍酒....20克　　花椒、八角、茴香各3克）

制作方法

阿力糖....3克　　青蒜、胡椒粉、芝麻油各适量

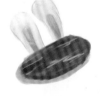

❶ 兔子1只，初步加工后用清水洗净后浸泡1小时。

❷ 取出沥干放入锅中（亦可改刀成段），加清水淹没兔身，放酱油50克、香料袋，烧沸后撇去浮沫，加绍酒20克、阿力糖3克，盖上锅盖，改用小火焖煮至熟烂（约1小时），捞出晾凉。

❸ 抹层芝麻油，食用时将其改刀切成条或块，浇上原卤汁，也可再洒些胡椒粉、青蒜丝等。取100克进食。

松茸炖兔肉

 主料

兔肉（带骨）....1000克　　冬笋....50克

鲜松茸....250克　　　　　奶汤....1250克

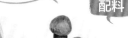 **配料**

味精....3克　　　　　　大蒜....5瓣

花椒粒....10粒　　　　精盐、大葱、姜、绍酒、

大料....2瓣　　　　　　胡椒粉、桂皮各适量

酱油....10克

制作方法

❶ 松茸去掉根砂，入开水锅沸水过凉，大的切开，小的保持条状。兔肉洗净，入开水锅沸水去掉血污，改成大块，冬笋切片焯水。

❷ 取大砂锅加奶汤，入兔肉、松茸、冬笋、桂皮、大料、花椒、葱姜片、大蒜（用热油炸一下）、盐、味精、绍酒、胡椒粉，调好口味，烧开转小火，烧至兔肉酥烂，加适量味精即可。

蚝油里脊

 主料

猪里脊....200克　鸡蛋....1个

青椒....75克

配料

大蒜....10克　　绍酒....25克　　味精....2克

大葱....15克　　酱油....10克　　食用油....50克

豆豉....10克　　小苏打....3克　　水淀粉....20克

蚝油....25克　　精盐....3克

制作方法

❶ 将猪里脊肉洗净沥水，批切成稍厚的片；青椒除去蒂和籽，洗净后切成块；蒜头拍裂，切成粗粒；豆豉剁成碎粒；葱切成段，待用。

❷ 将里脊肉片盛入碗中，拌入清水75克、淀粉20克、熟油20克、精盐、绍酒、酱油和小苏打，拌匀腌渍半小时，待水分吸尽，肉片增肥大时，再磕入鸡蛋清搅和待用。

❸ 将炒锅置于中火加热，倒入食用油烧至七成热时，倒入肉片划散，待爆熟再倒入青椒块，推动数下，即捞起沥油。原炒锅留少许余油加热，放入蒜头粒、豆豉爆出香味，加入少许水，再加入绍酒、蚝油和味精烧沸，用水淀粉勾芡，加入少许熟油，随即加入里脊片、青椒片和葱段，颠翻数下，即可起锅装盘。

主料

豆腐....300克

虾仁....100克

配料

绍酒....5克　　蒜泥....5克　　白砂糖....3克

酱油....5克　　味精....2克　　青芥辣少许

醋....3克　　芝麻酱....10克

精盐....3克　　辣椒油....5克

制作方法

❶ 将豆腐切成厚片状，放入热水中焯去豆腥味，取出用冷的净水过凉，捞出沥水，盛放在盘内。

❷ 将新鲜虾仁抽去泥肠，盛装入碗内，加入少许精盐和绍酒，用手捏拌后，再用清水洗净，切撇成虾片，放入沸水锅中烫一下，捞起沥干水，放在豆腐上。

❸ 将芝麻酱盛放在碗内，加入少许水用筷子调开，再加入青芥辣、绍酒、酱油、醋、精盐、蒜泥、味精、辣椒油、糖，调成卤汁，浇淋在豆腐上即可食用。

主料

净鱼肉....300克　　鸡蛋....1个　　豆苗....200克

配料

植物油....20克　　　　绍酒....5克

精盐....4克　　　　　胡椒粉....1克

味精....2克　　　　　淀粉适量

制作方法

❶ 将鱼肉切成1厘米见方的丁状，盛放在碗内，加入精盐、味精、干淀粉、蛋清、胡椒粉拌匀上浆，放入冰箱冷藏室胀发1小时。

❷ 将炒锅置于旺火加热，倒入食用油烧至八成热时，投入少许精盐炝锅，再倒入洗净的豆苗煸炒、翻炒数下，烹入绍酒，加入味精拌匀，就可起锅盛放盘中铺好，并滗去多余的菜汁。

❸ 原炒锅洗净后置于中火加热，倒入烹调油加热，放入鱼丁划散，断生后捞起沥油。原炒锅留少许余油加热，下少许汤水和绍酒、味精、精盐，调正口味，用水淀粉勾芡，待卤汁稠浓，即倒入鱼丁拌匀，盛放在豆苗中间即可上桌食用。

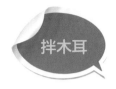

 主料　黑木耳....100克

香菜....10克

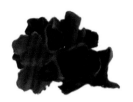

 配料　精盐、味精、胡椒粉、

香油各适量

制作方法

❶ 木耳用水泡透去掉杂质，用烧开的水焯透捞起。

❷ 香菜切末，将凉后的木耳加精盐、味精、胡椒粉调好味，淋上香油，最后撒上香菜末即可。

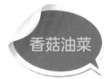 主料　水发香菇....100克

油菜心....10棵

 配料　清鸡汤....1000克

精盐、味精、淀粉各适量

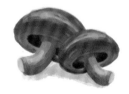

制作方法

❶ 水发香菇去蒂洗净，用鸡汤蒸软入味，油菜心洗净。

❷ 油菜心沸水烧上味，香菇加热烧透。

❸ 油菜心摆在盘内，香菇放在菜心上，用鸡汤、精盐、味精、淀粉勾明芡浇在香菇油菜心上即可。

 主料

西红柿....250克 熟牛肉....200克

 配料

甜面酱....5克 水淀粉....15克

猪油....20克 高汤....100克

酱油....15克 精盐、木糖醇、大料、

料酒....10克 葱末、姜末各适量

制作方法

❶ 先将牛肉切成长3.5厘米、宽3厘米左右的块，西红柿洗净、去蒂、切块。

❷ 炒锅内放底油，将大料炸至枣红色，放葱、姜炝锅，炒面酱，加高汤、盐，放牛肉，炖煮90分钟左右，再放西红柿，焖一会儿，用水淀粉勾芡，颠炒均匀后出锅。

 主料

墨鱼肉....50克

嫩青椒....20克

 配料

花椒油....3克

蒜末、姜末、葱末、精盐、

味精、料酒等各适量

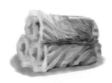

制作方法

❶ 取加工好的墨鱼净肉50克，切成长3~4厘米，截面0.2厘米见方的丝。

❷ 取嫩青椒20克，去蒂、籽，洗净，切成略小于墨鱼的丝。然后分别将墨鱼丝、青椒丝混入水锅中烫至断生后捞出，投入冷开水中浸凉，并控净水。

❸ 水烫后的墨鱼丝色泽白亮，质地脆爽，入盘中，四周围放色泽翠绿的青椒丝，洒上细切的蒜、姜、葱末，浇上用精盐、味精、料酒等调和的咸鲜味汁。最后再趁热淋入炸好的花椒油3克，略焖，食用时拌匀。

 主料　豆腐、猪血....各1块　　韭黄....100克

 配料　辣椒....1个　　　　　白醋....3茶匙

太白粉....1茶匙　　　精盐、白砂糖各适量

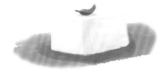

制作方法

❶ 豆腐切片，入沸水中氽烫一下（去除豆腥味），取出。猪血切片，入沸水中煮3分钟（去膻腥味），捞出。韭黄、辣椒各切粒。

❷ 锅中水烧开，放入烫好的豆腐和猪血，煮5分钟，加盐、糖、白醋调味，再以太白粉水勾芡，撒上切好的韭黄和辣椒，盛盘。

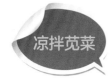

 主料　红苋菜....200克

 配料　大蒜、精盐、醋、

香油各适量

制作方法

❶ 红苋菜放入沸水中焯一下，捞出浸入凉开水中过凉，捞出控水，切3厘米长的段。大蒜头剁成泥或切小块。

❷ 将苋菜段、大蒜泥放入干净的容器中，加入精盐、醋、香油，调拌均匀，装盘即可。

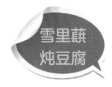

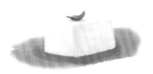

主料

雪里蕻....100克

豆腐....150克

配料

猪油....30克

葱、姜、精盐各适量

制作方法

❶ 将雪里蕻洗净切成末；把豆腐切成1.5厘米见方的块，放入锅内烫一下，捞出用凉水浸凉，控净水分。

❷ 将炒锅置于火上，放入猪油，待油热后，下葱末、姜末炝锅，随后放雪里蕻炒出香味，下入豆腐，添水以没过豆腐为宜，加入盐，在旺火上烧开后，用微火炖5分钟，待豆腐入味、汤汁不多时，即可。

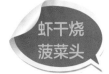

主料

菠菜头....300克

配料

植物油....30克

虾干....25克

味精....3克

精盐....8克

料酒、葱末、姜末各适量

制作方法

❶ 将红根菠菜用刀削去老根，摘去老叶，洗净，顺切十字刀成四瓣，再截成寸段。

❷ 炒锅加底油，葱、姜末炝锅，下菠菜头，加盐、味精煸炒，烹料酒，点汤，挂芡，淋少许油，颠炒出锅。

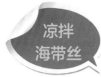

主料

水发海带....200克

青椒....50克

红椒....50克

配料

精盐....1.5克

酱油....40克

醋....25克

姜末....20克

香油....15克

辣椒粉....25克

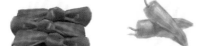

制作方法

❶ 海带洗净，切成细丝，放入开水锅中煮2分钟，捞出，用凉水过一下，控干。把青椒和红椒洗净，去蒂根、籽，切成丝，分别入开水锅中焯一下，捞出，用凉水冲一下，控干。

❷ 取洁净瓷盆，将海带丝、青椒丝、红椒丝，放盐稍微腌一下，再加酱油、醋、姜末、辣椒粉和香油，搅拌均匀，出锅，晾凉。

主料

芹菜....250克

香干....50克

配料

植物油....25克

料酒....10克

香油....5克

味精....3克

精盐....6克

葱末适量

制作方法

❶ 将芹菜去根，去叶，老的去筋，洗净，大棵劈为两半，切成寸段备用。香干切成细条。将芹菜在开水里汆两下。

❷ 炒锅加底油，葱末炝锅，下芹菜煸炒一会儿，再下香干，烹料酒，放味精、精盐，淋香油，颠炒（或翻炒）出锅。

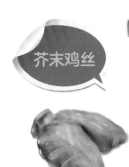

芥末鸡丝

主料

鸡脯肉....80克

绿豆芽、

芹菜....少许

配料

芝麻油....3克

芥末....5克

白酱油....4克

香醋....3克

精盐....1克

香油....3克

味精适量

制作方法

取鲜嫩的鸡脯肉80克，放入沸水中焯熟，撕成细丝。绿豆芽掐去两头，芹菜取心、去筋与绿豆芽一起下开水锅烫至断生捞出，摊开晾凉，冷却后用少许盐、香油调味，拌匀放于盘中垫底。芥末用白酱油调和，去其粗渣，加入香醋、盐、味精、香油调匀，与鸡丝拌匀，盛在豆芽、芹菜上即可。

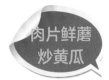

肉片鲜蘑炒黄瓜

主料

瘦肉片....50克　　黄瓜....80克

鲜蘑....50克

配料

植物油....10克　　料酒、葱末、姜末、

味精、精盐各适量

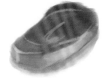

制作方法

❶ 先向肉片中放少许食盐、料酒抓匀备用。

❷ 将黄瓜一切两半，切成半月片；鲜蘑切成4厘米见方的大片。

❸ 炒锅内烧开水，放入切好的鲜蘑片烫一下，捞出，用冷水过一下后备用。

❹ 将植物油倒入炒锅内，加热到六七成热，放入肉片煸炒到八成熟。放入葱、姜末煸炒出香味，放入料酒烹一下，再倒入烫好的鲜蘑片，大火翻炒，再倒入黄瓜片、味精，翻炒均匀后出锅装盘即可。

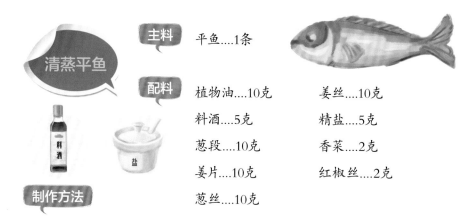

清蒸平鱼

主料　平鱼....1条

配料

植物油....10克　　　姜丝....10克

料酒....5克　　　　精盐....5克

葱段....10克　　　　香菜....2克

姜片....10克　　　　红椒丝....2克

葱丝....10克

制作方法

❶ 平鱼去鳃，去内脏，洗净后鱼背上剞上花刀。盘内码上葱段、姜片，将平鱼放入蒸盘中，鱼身上再码上葱段、姜片，倒入料酒，放盐。

❷ 屉锅放水，水开后，将蒸盘放入，中大火蒸10分钟关火，再虚蒸5分钟。

❸ 将鱼盘从屉上取出，挑取出葱段、姜片，放上葱丝、姜丝，油加热后浇在葱、姜丝上，蒸鱼汁也浇上，放上香菜、红椒丝点缀。

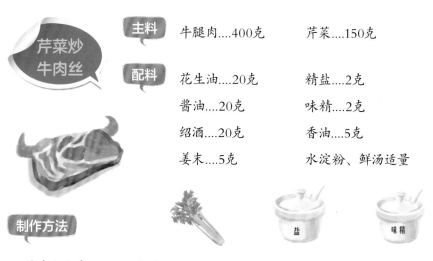

芹菜炒牛肉丝

主料　牛腿肉....400克　　　芹菜....150克

配料

花生油....20克　　　精盐....2克

酱油....20克　　　　味精....2克

绍酒....20克　　　　香油....5克

姜末....5克　　　　水淀粉、鲜汤适量

制作方法

❶ 将牛肉洗净沥水，剔去筋膜后，切成长6.6厘米的条，再切成0.2厘米厚的薄片，然后再横着肉的纹理切成6~7厘米的火柴梗丝。将芹菜摘去叶，再除去老梗和根，放水中洗净沥水，切成长5厘米的段，待用。

❷ 将炒锅置于旺火加热，倒入烹调油烧至七成热时，倒入牛肉丝煸炒、划散，淋入绍酒，再改用小火煸至酥熟，下姜末、芹菜翻炒数下，随即加入酱油、盐、味精和少许鲜汤，用水淀粉勾芡，浇上香油，即可出锅装盘。

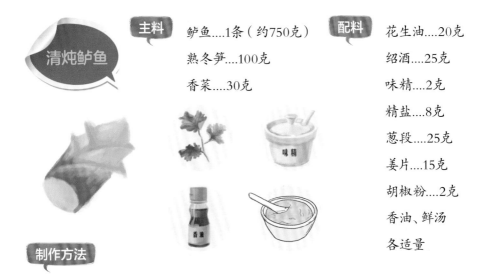

清炖鲈鱼

主料
鲈鱼....1条(约750克)
熟冬笋....100克
香菜....30克

配料
花生油....20克
绍酒....25克
味精....2克
精盐....8克
葱段....25克
姜片....15克
胡椒粉....2克
香油、鲜汤
各适量

制作方法

❶ 将鲈鱼刮鳞去鳃,除去内脏,洗净后沥水,再在鱼体两面剞上十字花刀,然后下入开水锅中焯一下捞起沥水;冬笋切成丝;香菜摘洗净,切末待用。

❷ 将炒锅置于旺火加热,倒入花生油烧至八成热时,下葱段、姜片爆锅,炒出香味,随即放入鲈鱼,倒入绍酒,加盖稍焖,再加入鲜汤、精盐、胡椒粉,烧沸5分钟后,放入冬笋丝,再烧沸一并倒入砂锅内,改用小火炖烧30分钟,待鱼肉熟透,汤汁浓稠,拣去葱段、姜片,淋入香油,盛放在盘内,撒上香菜末即可食用。

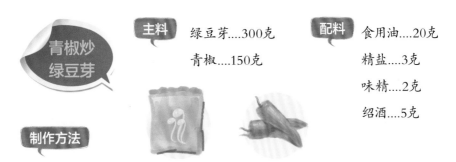

青椒炒绿豆芽

主料
绿豆芽....300克
青椒....150克

配料
食用油....20克
精盐....3克
味精....2克
绍酒....5克

制作方法

❶ 选取粗壮绿豆芽,掐去两头后,置清水中洗净;青椒去蒂后剖开去籽,洗净沥水,再切成丝状。

❷ 将炒锅置于旺火加热,倒入食用油烧至八成热时,投入精盐,随即倒入青椒丝翻炒数下,再倒入绿豆芽翻炒,加入绍酒、味精,快速颠翻几下,就可起锅装盘。

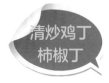 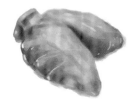

清炒鸡丁柿椒丁

主料　鸡脯肉....50克
柿子椒....80克

配料　植物油....10克
葱末、姜末、料酒、味精、
精盐各适量

制作方法

❶ 将鸡脯肉、柿子椒切成1厘米见方的丁，备用。

❷ 炒锅内放油烧至六七成热，放入鸡丁，煸炒至八成熟，放入葱姜末、精盐、料酒、柿子椒炒熟，放味精，出锅即可。

芫爆里脊丝

主料　猪里脊肉....50克
香菜....25克

配料　植物油....10克
葱丝、姜丝、大蒜、
胡椒粉、精盐、料酒、
味精、醋各适量

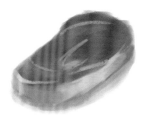

制作方法

❶ 将猪里脊肉切丝，放入精盐、料酒腌上备用。

❷ 香菜去根，切成寸段，大蒜去皮切片，放入碗中，再放精盐、味精、料酒、醋、胡椒粉、葱、姜丝，调成碗汁备用。

❸ 锅内放油，加热到五六成热，放入腌好的肉丝，将其滑开至八成熟，倒入碗汁，大火翻炒出香味，出锅即可。

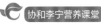

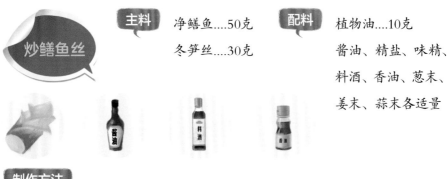

炒鳝鱼丝

主料　净鳝鱼....50克

　　　　冬笋丝....30克

配料　植物油....10克

酱油、精盐、味精、料酒、香油、葱末、姜末、蒜末各适量

制作方法

❶ 将鳝鱼切成2寸长的丝备用。

❷ 将葱、姜、蒜末放入碗中，再放入盐、料酒、酱油、味精调成碗汁。

❸ 锅内放油，加热至八成热，放入切好的鳝鱼和冬笋，滑开打散，捞出备用。

❹ 锅内放少许油，开大火，倒入碗汁，再放入滑好的鳝鱼、冬笋，大火炒熟，出锅前淋少量香油即可。

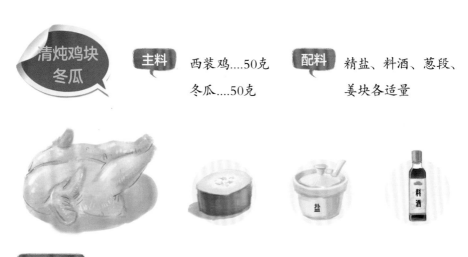

清炖鸡块冬瓜

主料　西装鸡....50克

　　　　冬瓜....50克

配料　精盐、料酒、葱段、姜块各适量

制作方法

❶ 将西装鸡剁成2厘米左右见方的块，冬瓜也切成同鸡块一样大的块备用。

❷ 锅内放满水，烧开，放入鸡块约5分钟，捞出。

❸ 锅内放三分之二的水，烧开，放入鸡块、葱、姜、盐、料酒，中火炖至八成熟，放入冬瓜继续一直炖至熟，即可。

主料　小排骨....50克

冬笋、水发香菇各适量

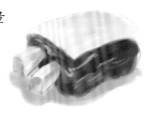

配料　海米、精盐、

料酒、葱段、

姜块各适量

制作方法

❶ 将排骨剁成3厘米长的段备用；冬笋、香菇切成小片。

❷ 锅内放水烧开，放入排骨，再放冬笋、香菇、海米、葱姜、清汤、盐、料酒，中火炖熟即可。

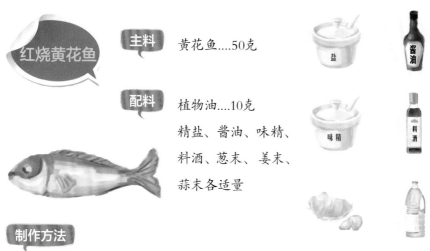

主料　黄花鱼....50克

配料　植物油....10克

精盐、酱油、味精、

料酒、葱末、姜末、

蒜末各适量

制作方法

❶ 锅内放油烧至八成热，放入黄花鱼，将黄花鱼两面煎成金黄色，捞出备用。

❷ 锅内留底油，烧热，放入葱、姜、蒜煸出香味，放酱油、料酒、盐、清汤，烧开后放入黄花鱼，中火收汁，出锅前放少许味精即可。

 主料　鸡脯肉....50克

柿子椒....30克

大葱....30克

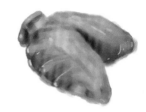

 配料　植物油....10克

精盐、味精、料酒各适量

制作方法

❶ 将鸡脯肉切成3厘米长、2厘米宽的薄片，柿子椒切成片，大葱切成块。

❷ 锅内放油加热至九成热，放入鸡片、大葱、柿子椒，煸出香味，烹入料酒，加入盐、味精，大火炒熟即可。

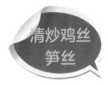

 主料　鸡脯肉....50克

冬笋....50克

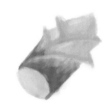

 配料　植物油....10克

葱末、姜末、蒜末、

精盐、味精、

料酒各适量

制作方法

❶ 将鸡脯肉、冬笋切成3厘米长的丝备用。

❷ 锅内放油加热至八成热，放葱、姜、蒜末炒出香味，放入鸡丝，煸炒至八成熟，放冬笋、盐、料酒，大火翻炒熟，放入味精，出锅即可。

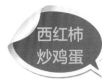

 主料 西红柿....100克

鸡蛋....1个

 配料 植物油....10克

葱末、姜末、精盐、

味精各适量

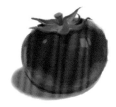

制作方法

❶ 将西红柿切成小块，鸡蛋打散。

❷ 锅内放油烧热，放入鸡蛋，炒熟后放西红柿和葱姜末、盐、味精，大火翻炒
后出锅即可。

 主料 净鸭块（带骨）....50克

冬笋、水发香菇各少许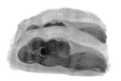

配料 植物油....10克

酱油、精盐、料酒、葱段、

姜块各适量

制作方法

❶ 先将鸭块用开水焯约5分钟，盛出备用。

❷ 锅内放油烧热，放入葱、姜块炒出香味，放入料酒、酱油、清汤、冬笋、
水发香菇，烧开，再放入鸭块、盐，中火炖熟即可。

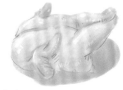

主料　鸡肉....50克

青菜....50克

配料　精盐、味精、料酒、葱末、

姜末各适量

制作方法

❶ 将鸡肉剁成末，放入盐、料酒、葱姜末打成鸡肉馅。

❷ 锅内放三分之二的水，烧至五成热。将鸡肉馅挤成鸡丸放入水中，中火将其汆熟，放入盐、味精和青菜即可。

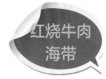

主料　牛肉....50克

水发海带....80克

配料　植物油....10克

大葱、姜块、

精盐、料酒、

酱油、花椒、

大料各适量

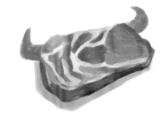

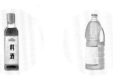

制作方法

❶ 将牛肉切成2厘米见方的块，用开水煮5分钟，捞出备用。

❷ 海带切成同牛肉大小的块备用。

❸ 锅内放油烧热，放葱姜块炒出香味，放料酒、酱油、盐、花椒、大料及清汤150克，再放入牛肉、海带，中火炖熟即可。

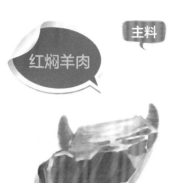

红焖羊肉

主料
瘦羊肉....80克
胡萝卜....20克
芹菜....20克
洋葱....少许

配料
植物油....10克
精盐、胡椒粉、番茄酱、香叶各适量

制作方法

❶ 瘦羊肉切成2厘米见方的块，用开水烧5分钟，捞出备用。

❷ 将胡萝卜、芹菜切成2厘米条状，洋葱切块。

❸ 锅内放油，烧热，放入洋葱、香叶炒出香味，放入番茄酱炒约1分钟，放150克清汤烧开，加入羊肉、食盐，中火炖至八成熟，放入胡萝卜、芹菜，大火炖熟，放胡椒粉出锅即可。

清炒虾仁黄瓜

主料
水发虾仁....50克
黄瓜....80克

配料
植物油....10克
精盐、味精、料酒、葱末、姜末各适量

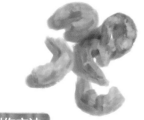

制作方法

❶ 将虾仁在温油中过一下，立即捞出，备用。

❷ 将黄瓜洗净，去皮，切成丁。

❸ 锅内放油加热，放葱、姜末炝锅，放入虾仁、黄瓜丁、盐、料酒、味精，大火炒片刻即出。

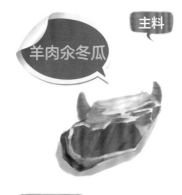

主料 羊肉片....50克

冬瓜....100克

配料 植物油....7克

醋、胡椒粉、大葱、
姜、料酒、香菜末、
精盐、味精各适量

制作方法

❶ 将冬瓜切成3厘米见方的片。

❷ 锅内放油加热，放葱、姜末炝锅，放入适量的清汤，烧开，放入冬瓜、盐、
料酒，大火将冬瓜煮至八成熟，放入羊肉片，将其滑开，中火煮熟，放醋、
胡椒粉、味精、香菜，出锅即可。

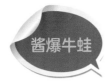

主料 净牛蛙....50克

黄瓜....60克

配料 植物油....15克

料酒、甜面酱、味
精、精盐、葱末、
姜末各适量

制作方法

❶ 将牛蛙剁成2厘米见方的丁，黄瓜切丁。将切好的牛蛙过温油滑至八成熟，
捞出。

❷ 锅内放油加热，放入葱姜末炝锅，再放入甜面酱、盐、料酒、少许清汤，烧
开至汁浓，立即放牛蛙、黄瓜丁、味精，炒片刻即可。

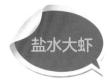

 主料　大虾....80克

 配料　葱段、姜块、精盐
各适量

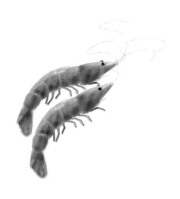

制作方法

❶ 将大虾去头、去肠线，洗净。

❷ 锅内放水烧开，放入盐、葱姜块、大虾，中火煮10分钟即可。

 主料　水发海参....150克　 配料　植物油....10克

葱段....20克

精盐、味精、料

酒、酱油各适量

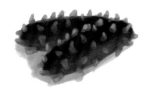

制作方法

❶ 将海参切成两半，然后切成5厘米长、2厘米宽的长条，放在热水中烫一下，捞出。

❷ 锅内放油加热，将葱段放入烧黄，捞出，放入海参、酱油、盐、料酒、味精烧开，微火煨10分钟，大火收汁，放入葱段片刻即可。

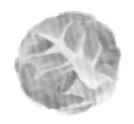

 圆白菜....150克

 花椒、精盐、味精各适量

制作方法

❶ 将圆白菜切成细丝。

❷ 锅内放水烧开，放入圆白菜丝，烫软，待颜色变深立即捞出，用冷水冲一下，备用。

❸ 上桌前，将花椒、盐、味精放入烫好的圆白菜上，拌匀，装盘即可。

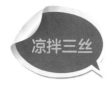

 豆芽....50克

胡萝卜....30克

芹菜....30克

 精盐、味精、

香油各适量

制作方法

❶ 将胡萝卜、芹菜分别切丝备用。

❷ 锅内放水，加热烧开，放入豆芽和切好的胡萝卜、芹菜烫一下，捞出放凉，再加入适量盐、味精、香油拌匀，装盘即可。

主料 虾皮....10克

西葫芦....100克

配料 植物油....5克

酱油、料酒、味精、

葱末、姜末各适量

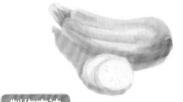

制作方法

❶ 将西葫芦去皮，切成2厘米厚、3厘米见方的片，备用。

❷ 炒锅放油，烧热，放入虾皮、葱、姜末，放入西葫芦片翻炒，倒入少许酱油和清汤，炒熟即可。

主料 扁豆....100克

配料 植物油....5克

黄酱....10克

蒜末....10克

料酒、精盐各适量

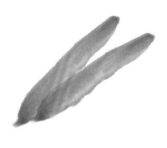

制作方法

❶ 将洗好的扁豆切成寸段备用。

❷ 锅内放油，加热至六七成热，放入黄酱，煸炒出香味，然后放入100克清汤，烧开，放入切好的扁豆、盐、料酒，用小火收汁。

❸ 扁豆熟后，汁要收干，放入蒜末，翻匀装盘即可。

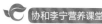

姜汁扁豆

主料 扁豆....100克

配料 姜、蒜、精盐、香油各适量

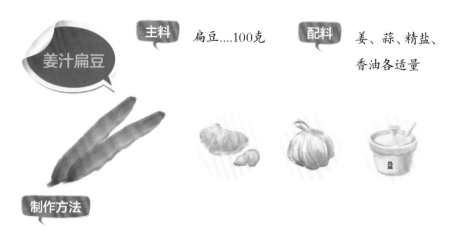

制作方法

❶ 将扁豆摘好，姜、蒜捣汁备用。

❷ 锅中放水烧开，放入扁豆，烫至熟（一定要烫熟）。

❸ 将烫好的扁豆放入盘中，加入姜蒜汁、盐、香油，拌匀即可。

炒西红柿菜花

主料 西红柿....50克

菜花....100克

配料 植物油....5克

精盐、料酒、味精、葱末、姜末各适量

制作方法

❶ 将西红柿切成2厘米见方的薄片，菜花切成2厘米见方的丁。

❷ 锅内放油，烧至五六成热，放入葱、姜末煸出香味，倒入菜花，加少许清汤，放入盐、料酒，烧熟。出锅前将西红柿、味精放入一起炒片刻即可。

清炒苦瓜

主料　苦瓜....100克

配料　植物油....5克
精盐、味精、葱末、
姜末各适量

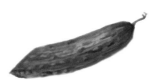

制作方法

❶ 将苦瓜去籽，洗净，切成3厘米长的条，备用。

❷ 锅内放水烧开，放入苦瓜条，煮至变色，捞出放凉，备用。

❸ 炒锅放油烧至六七成热，放葱、姜末煸炒出香味，放入苦瓜条、盐，大火翻炒至熟，加味精少许，出锅即可。

红烧三色
魔芋球

主料　魔芋球....50克
胡萝卜....30克
青柿子椒....30克

配料　植物油....5克
酱油、精盐、
料酒、味精、
葱末、姜末各适量

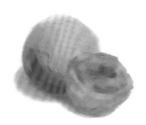

制作方法

❶ 将胡萝卜、青柿子椒切成同魔芋球大小相似的丁备用。

❷ 锅内放水烧开，放入魔芋球煮两三分钟，捞出备用。

❸ 炒锅内放油，烧热，放入葱、姜煸出香味。放酱油，炒出酱油香。放少许清汤烧开，再放入魔芋球、胡萝卜、青柿子椒、盐、料酒，大火收汁，出锅前加味精即可。

 主料   荷兰豆....100克

 配料   植物油....5克

大蒜、精盐、味精、

葱末、姜末各适量

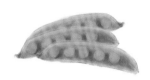

制作方法

❶ 将荷兰豆去头尾，洗净，备用。

❷ 将大蒜去皮洗净，剁成蒜茸。

❸ 锅内放油，加热，放入葱、姜末，煸出香味，放入荷兰豆，旺火翻炒至熟，放蒜茸翻匀，出锅即可。

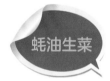

 主料   生菜....100克

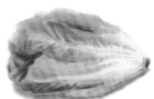

 配料   蚝油....6克

食用油....10克

酱油....2克

蒜末....3克

胡椒粉、精盐、白砂糖、

水淀粉、料酒、香油、

高汤各适量

制作方法

❶ 把生菜老叶去掉，清洗干净。锅内放水，加盐、油，煮开后放生菜，翻个儿倒出，压干水分倒盘里。

❷ 坐勺放油，加蒜末爆香，加蚝油、料酒、胡椒粉、糖、酱油、高汤，沸腾后勾芡，淋香油，浇在生菜上即可。

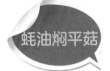

主料 新鲜平菇....100克

配料 蚝油....1汤匙

绍酒....1汤匙

葱丝、姜丝、蒜片、精盐、

淀粉、鸡粉各适量

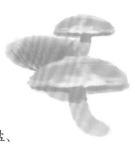

制作方法

❶ 把平菇洗净，撕成大片，投入沸水中烫透，取出挤干水分。

❷ 起油锅，将油烧热，依次下葱丝、姜丝、蒜片及蚝油，煸炒出香味时，烹入绍酒，加鸡粉和适量水，再下平菇、盐，烧开，待平菇入味熟透，勾入水淀粉即成。

主料 冬瓜....150克

配料 蚝油....1汤匙

绍酒、鸡粉、精盐、

水淀粉、葱末、

姜末各适量

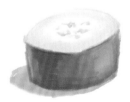

制作方法

❶ 将冬瓜削去外皮，去瓤、籽，洗净切成半厘米厚的大片，瓤面向上，逐片整齐排列在平盘内。

❷ 炒锅上火，放油烧热，放入葱末、姜末煸出香味，再勾入鲜汤（用鸡粉加水代替，以刚能淹没冬瓜为宜）、蚝油、绍酒、盐，将冬瓜整齐地推入锅中，旺火烧至入味，用水淀粉勾芡，出锅装盘即可。

云耳西芹炒肉片

主料

猪肉....100克

西芹....2棵

云耳....1朵

配料

葱白....1棵（切段）

大蒜....1瓣（切茸）

熟笋肉....2片

料酒....1汤匙

生抽....1茶匙

精盐、食用油各

适量

制作方法

❶ 猪肉切片，放盐、料酒腌渍片刻。

❷ 西芹撕去筋络，切片；云耳用热水浸软，去蒂，洗净。

❸ 烧热油，大火下西芹，加盐炒拌，至变色取出。

❹ 锅烧热，爆香蒜茸，下猪肉炒拌，至变白色时，下云耳、西芹、葱段，洒入料酒，加2片笋片，迅速翻炒，上盖略煮，炒熟上碟。

西芹柠檬鸡

主料

西芹....2棵

鸡腿....1只

配料

柠檬汁....2茶匙

橄榄油....1茶匙

香叶....4片

精盐适量

制作方法

❶ 将西芹洗净，对折除去纤维丝，切成5厘米条状备用。

❷ 鸡腿洗净沥干，均匀涂上盐和橄榄油，放入电锅中蒸熟，约需20分钟，取出放冷后，再剁成小片或块状备用。

❸ 将西芹段与鸡腿块、香叶、柠檬汁混合均匀，放入冰箱冷藏室中腌1小时即可食用。

 主料　茄子（紫皮、长）....200克　　　香菜....20克

配料
酱油....5克　　　甜面酱....5克　　　味精....1克
香油....5克　　　醋....5克　　　　大葱....2克
精盐....2克　　　白砂糖....1克　　　姜....1克

制作方法

❶ 茄子洗净去皮，剞上花刀；香菜洗净，切成段。

❷ 炒锅置火上，加适量香油，烧至九成熟时放入茄子，炸至呈金黄色时捞出，控净油。

❸ 锅里留底油，放入甜面酱、葱姜丝、酱油、盐、糖、味精、醋炝好，再放入茄子、香菜段翻匀拌匀后晾凉即可。

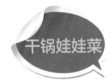 **主料**
娃娃菜....3棵
胡萝卜....1根

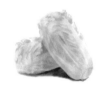

 配料
蒜片、大葱、大料、
花椒、干辣椒、
鸡精、精盐、植物油
各适量

制作方法

❶ 娃娃菜洗净后每片菜叶中间都用刀划开，分成两片。胡萝卜切成长条薄片。

❷ 锅中放入油，油开后，加入蒜片、葱、大料、花椒、干辣椒，翻炒出香味后，大火将娃娃菜条和胡萝卜条放入，放入时都按一定方向码好，翻动的时候也不要弄乱。

❸ 把火调成中火，趁着菜出汁时加入鸡精、盐，翻动时，味道自然就会进到菜里。之后待菜汁一点点收干，即可出锅，出锅的时候也尽量保持好菜型，整齐码放在盘子里。

 主料　白菜....150克

 配料　花生油....10克

大葱、大蒜、精盐、醋、

酱油、香菜各适量

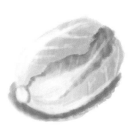

制作方法

❶ 白菜帮洗净，切大片。葱洗净切段，蒜去皮洗净切片。

❷ 锅中加少许油烧热，爆香葱、蒜，放入白菜，调味，慢火煸炒。

❸ 再放入香菜，炒匀即可。

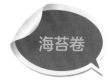

 主料　白米饭....100克　　　配料　　酱油....1克

菠菜....20克　　　　　　　　　　　沙拉酱....2克

三文鱼....10克

黄瓜....10克

紫菜（干）....5克

制作方法

❶ 菠菜煮过后，挤干水分，备用。三文鱼切碎，以沙拉酱和酱油拌匀。小黄瓜切成细丝。

❷ 将切成适当大小的紫菜分成两半，放上半量的白饭，分别放入制好的材料，再将海苔卷紧，切成易食用的大小即成。

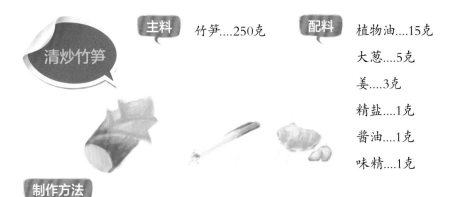

清炒竹笋

主料　竹笋....250克

配料　植物油....15克

大葱....5克

姜....3克

精盐....1克

酱油....1克

味精....1克

制作方法

❶ 竹笋剥去皮，除去老的部分，切成薄片或丝，备用。

❷ 烧热锅，放植物油，烧至九成热时，放葱（切末）入锅内煸香。

❸ 将竹笋、姜（切末）、盐放入锅内，翻炒至笋熟时，加酱油、味精，再翻炒几下，起锅装盘。

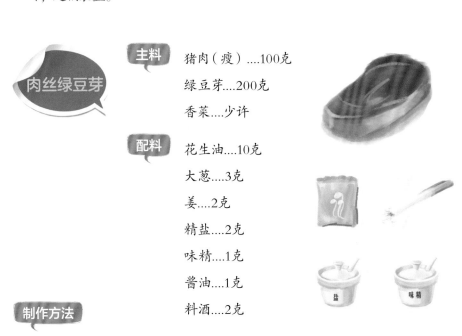

肉丝绿豆芽

主料　猪肉（瘦）....100克

绿豆芽....200克

香菜....少许

配料　花生油....10克

大葱....3克

姜....2克

精盐....2克

味精....1克

酱油....1克

料酒....2克

制作方法

❶ 将猪瘦肉洗净，切成丝。绿豆芽去头尾洗净。香菜去叶洗净切段。大葱、姜洗净切成丝。

❷ 炒锅倒油烧热，下入葱丝、姜丝、肉丝煸炒数下；倒入绿豆芽、香菜段翻炒；加入盐、酱油、味精、料酒快速翻匀，装盘即可。

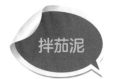

拌茄泥

主料 茄子（紫皮、长）....200克

配料

精盐....2克	香油....1克
大蒜（白皮）....2克	香菜....2克
醋....3克	酱油....2克

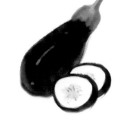

制作方法

嫩茄子削去皮洗净，切成片，放在蒸锅里蒸熟，取出晾冷稍控一下，倒入盆里搅成茄泥，把盐、蒜泥、酱油、醋、香油调好，浇在茄泥上拌匀，装盘后把切碎的香菜撒在上面即成。

姜末拌黄瓜

主料 黄瓜....200克

配料

白砂糖....2克

醋....8克

香油....2克

姜....3克

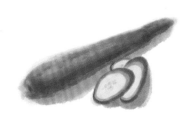

制作方法

姜洗净去皮切成末；嫩黄瓜洗净，切去蒂尾，一剖两瓣，刮净瓤子，用刀背拍松，直切成寸段，装入盘中，先撒姜末，滴入香油，再将醋和糖调成糖醋汁，浇黄瓜上拌匀即成。

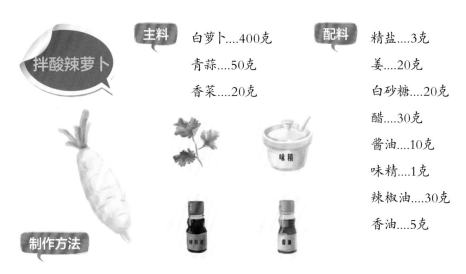

主料

白萝卜....400克

青蒜....50克

香菜....20克

配料

精盐....3克

姜....20克

白砂糖....20克

醋....30克

酱油....10克

味精....1克

辣椒油....30克

香油....5克

拌酸辣萝卜

制作方法

❶ 白萝卜洗净，去皮，切成5厘米长、3厘米见方的片；香菜去根洗净，切成短节；青蒜摘洗干净切成丝；姜洗净去皮切成丝。

❷ 将萝卜片、生姜丝、青蒜丝、香菜放入盆内拌匀，加盐、糖、酱油、醋、辣椒油、香油、味精拌匀即成。

椒油炝海带丝

主料

海带（鲜）....150克

小白菜....10克

配料

精盐....1.5克

花椒油....7克

醋....3克

大葱....2克

姜....2克

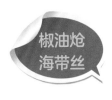

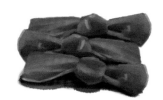

制作方法

❶ 小白菜摘洗干净切成丝；大葱去根洗净切成丝；海带洗净，切成细丝，放在开水中焯一下捞出控干，备用。

❷ 将控干的海带丝撒上盐、小白菜丝拌匀盛盘，最后放上葱、姜，倒上醋，花椒油加热浇上即成。

西芹茄子瘦肉汤

主料
西芹....150克
茄子....225克
红枣....4个
瘦肉....150克

配料
姜....2片
精盐适量

制作方法

❶ 西芹洗干净，切段；茄子洗干净，切块；红枣去核，洗干净；瘦肉洗干净，切片。

❷ 把适量水放入瓦煲内煲滚，下西芹、茄子、红枣、瘦肉片、姜片煲至滚，改中火煮沸约1小时，盐调味即成。

西芹生菜豆腐鱼尾汤

主料
西芹....225克
生菜....375克
豆腐....2块

冬菇（浸软）....5朵
木耳（浸软）....19克
鱼尾....1条

配料
姜....2片
精盐适量

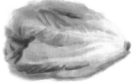

制作方法

❶ 西芹洗干净，切段；生菜洗干净；冬菇、木耳洗干净；豆腐冲净（小心避免冲散）；鱼尾去鳞洗干净，下油把鱼尾略煎，盛起。

❷ 煲滚适量水，下入西芹、生菜、豆腐、冬菇、木耳、鱼尾、姜片，煲滚后以慢火煲90分钟，下盐调味即成。

主料

泥鳅....600克　　　　香菇（干）....10克

豆腐（北）....100克　　小白菜....80克

冬笋....50克

配料

姜....15克　　　　白醋....25克　　　　白酒、绍酒、

味精....1克　　　　大蒜....15克　　　　猪油各适量

精盐....5克　　　　小葱....10克

胡椒粉....1克　　　鸡油....10克

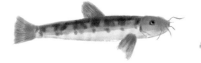

制作方法

❶ 用酒将鳅鱼醉死，剪开腹部去内脏，再用刀在脊背上拍一下，剔去骨，剁下头，洗净滤汁；将冬笋洗净切片；水发香菇洗净，大的切开；豆腐片成3厘米长、1厘米宽、0.3厘米厚的片；小葱打结，姜一半拍破，余下切末。

❷ 炒锅置旺火，放入猪油，烧至七成热，下入葱和拍破的姜炒出香味，再放入鳅鱼肉煸炒，烹入绍酒，下入蒜瓣，加入鸡清汤烧开，撇去泡沫；再放入豆腐烧开，移至小火焖15分钟，去掉葱姜；再移至大火上煮沸，加入菜心、精盐，撒上胡椒粉，淋入鸡油，盛汤至盘中，滴几滴白醋，洒上姜末，即可上桌。

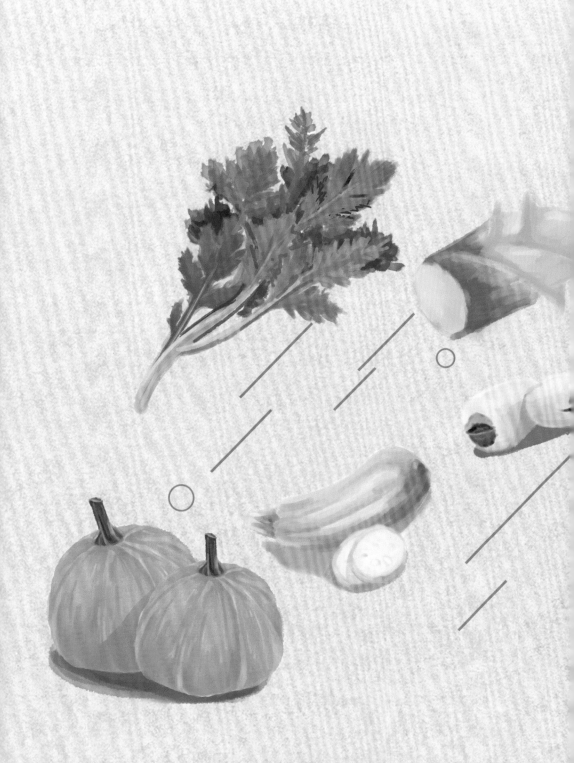

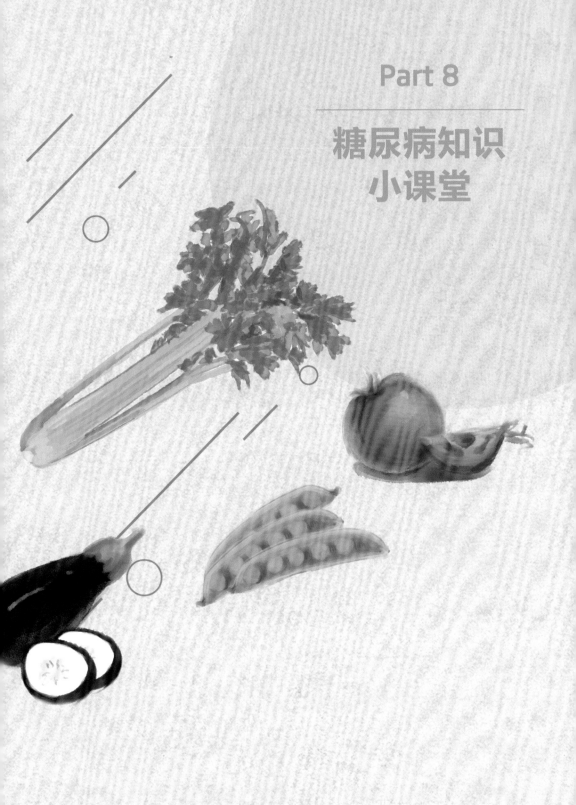

糖尿病患者和水果如何相处

糖尿病与水果在有些人的眼里简直成了"敌对"的关系，水果长期被排斥在糖尿病患者的食谱之外，甚至有些糖尿病患者都忘记了苹果的味道。水果是我们最美味的食物之一，其中还含有很多营养素：主要有维生素、无机盐和膳食纤维以及葡萄糖、果糖等糖类。它们都是人体不可缺少的营养物质，对维持人体的健康起着不可磨灭的作用，其美味又是不可被任何食物所替代的，所以我们吃水果除了营养需要外，也确实是生活中的一大享受。但水果中所含的糖类消化和吸收均较快，其升高血糖的作用也比复合的碳水化合物如粮食要快得多。患了糖尿病是不是一定要禁食水果呢？其实也不一定，要根据具体情况而定。水果中的糖除了葡萄糖外，更多的是果糖，因果糖可直接被肝脏吸收并很难转化为葡萄糖，再者果糖的代谢不需胰岛素的参加，所以果糖对血糖（葡萄糖）的影响相对较小。水果中还含有果酸、维生素和可溶性膳食纤维等，这些物质的血糖生成指数并不高，所以不必严格限制，只要掌握正确的方法即可。糖尿病患者如何吃水果？吃什么水果？是糖尿病知识普及的重要部分。

（1）水果中的糖类：水果中含有5%～23%的糖，主要是葡萄糖、果糖和蔗糖，一些水果中还含有少量的淀粉，这些都易于吸收。糖尿病患者如选择不当，可使血糖升高。

（2）糖尿病患者选择水果的依据：可根据各种水果的含糖量及其血糖生成指数进行选择，含糖较低和升糖慢的有：苹果、梨、橘子、猕猴桃、火龙果等，含糖量较高的有：香蕉、红枣、荔枝、柿子、山楂、葡萄、菠萝等。

糖尿病患者吃水果的标准：如果在一段时间内，患者血糖稳定在餐前＜7.0毫摩尔/升；餐后血糖＜11.1毫摩尔/升、糖化血红蛋白＜7.0%，则说明血糖控制平稳。

（3）糖尿病患者吃水果的时间：在两餐之间做

加餐，也就是饭前一小时或饭后两小时。

（4）糖尿病患者吃水果的量：将所摄入的水果的热量计算在每日的总热量内。一般情况下，每日不超过200克，相当于25克主食的量。如有特殊需求，可按糖尿病饮食的交换份与等热量的主食进行交换。

（5）餐后血糖水平＜10毫摩尔/升即可选用水果。对血糖较高、尿糖呈阳性者最好暂时不吃水果。

（6）糖尿病患者吃水果的自我检测：患者本人如有条件在吃水果的前和后2小时内检测一下血糖，了解自己是否能吃这种水果以及所吃的量是否恰当。

（7）糖尿病患者不能吃水果时吃什么？糖尿病患者如果病情不允许或无条件吃水果时，建议选用西红柿、黄瓜、生菜等蔬菜来替代水果。这些蔬菜适宜生食、食用方法简单、味道好、含糖量低，可以说是老少皆宜，营养丰富。这些蔬菜的能量很低，适合糖尿病患者食用。如400克小西红柿（圣女果）所产生的热量相当于25克主食的热量，因此吃400克圣女果减少25克主食即可保持总热量不变。

糖尿病患者能喝粥吗

一般来说，对糖尿病患者原则上不建议喝粥，但有些人很喜欢喝粥，那么糖尿病患者是不是就永远不能喝粥了呢？让我们来分析一下粥对糖尿病的影响。

煮粥时大米会逐渐膨化、黏稠，这种淀粉颗粒破坏和膨胀过程的现象是淀粉的糊化过程，粥熬好了，大米中的淀粉就糊化了，糊化后的淀粉非常容易被消化和吸收。粥一到口腔，酶与糊化了的淀粉快速反应，分解产生大量的葡萄糖，迅速被吸收，引起人体血糖迅速升高，其作用与精制的糖类非常相似。所以喝粥餐后血糖上升的速度一般快于同样原料制作的米饭等食物，特别是白米粥。本来精米和精面制作的食物对血糖的控制就不如粗粮，如果在制作方式上再更加容易被吸收，则很容易升高餐后血糖。所以一般不建议糖尿病患者喝白米粥，当血糖控制不错时可以少量选择杂粮粥，但需要密切监测血糖的情况，如果发现每次喝粥后血糖都会升高，则应避免食用各种粥类。

酸奶或许是糖尿病患者睡前加餐的良好选择

酸奶是糖尿病患者睡前加餐的良好选择。其优点如下。

（1）质量清晰固定：正规超市里的酸奶都有非常明显的质量或容量标识，一般一盒酸奶的质量/容量为120~250克/毫升。其热量可粗略的相当于1~1.5个交换份，与主食副食都很容易进行任意的交换，可在晚餐中减少25克主食，或将其热量计算在总热量之内。

（2）在睡前喝无糖酸奶对血糖波动的影响较小，适合糖尿病患者饮用。

（3）酸奶的各种营养成分因其原料是牛奶，经发酵后更加容易消化吸收。牛奶经发酵后，其中容易引起不适的乳糖大部分被分解为半乳糖，可以更好地被人体所吸收利用。酸奶中含有多种益生菌，如乳酸杆菌等，对人体肠道健康大有益处。

（4）对有"乳糖不耐受"的患者可选用酸奶来替代鲜牛奶，或用酸奶过渡到喝纯牛奶，以减少喝牛奶所产生的腹胀、腹泻、腹部不适等症状的发生。

（5）酸奶也是补钙的最好来源，同时牛奶经发酵后，还能提高钙、磷在人体中的利用率。

（6）睡前一杯酸奶可预防夜间低血糖的发生。

（7）糖尿病患儿最易接受和喜欢的饮料，可作为在总热量的范围内提供优质蛋白质的食物。

（8）酸奶不论是糖尿病患者还是正常的健康人群都是最好的选择。

（9）方便，经济，易操作，直接饮用不需加热。

简单地阐述了糖尿病患者睡前用酸奶做加餐的好处，减少了家属和患者为加餐的劳动成本，这才是一个最佳选择，广大的糖尿病患者不妨效仿和试用，可根据每个患者的实际情况和血糖的监测来选择。

虽然喝酸奶有那么多的好处，但酸奶的正确喝法可有讲究：第一，不能加热，经加热的酸奶使大量有活性的乳酸杆菌和双歧杆菌被杀死，丧失了酸奶有易于消化和吸收的特殊功能；第二，不能空腹喝酸奶，空腹时胃酸较高，酸奶中有活性的乳酸杆菌和双歧杆菌都会被胃酸破坏；第三，酸奶不宜与有些抗菌素同服，像常用的红霉素、氯霉素、磺胺等抗菌药物，都有杀死和破坏乳酸杆菌的作用，但不影响营养素的含量及消化和吸收；第四，酸奶对温度的要求较高，常温下保质期较短，在4℃以下保存较理想。

糖尿病患者与酒如何相处

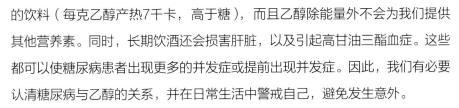

乙醇对正常人来讲给身体带来的影响是弊多利少的，对糖尿病患者更是如此了。乙醇的代谢虽不需要胰岛素，但乙醇是一种高热量的饮料（每克乙醇产热7千卡，高于糖），而且乙醇除能量外不会为我们提供其他营养素。同时，长期饮酒还会损害肝脏，以及引起高甘油三酯血症。这些都可以使糖尿病患者出现更多的并发症或提前出现并发症。因此，我们有必要认清糖尿病与乙醇的关系，并在日常生活中警戒自己，避免发生意外。

关于乙醇，请大家记住以下几点。

（1）任何酒，无论是啤酒、白酒、黄酒还是葡萄酒都有较高的能量。

（2）乙醇会加重肝脏的负担，不利于血脂的控制，长期饮酒最容易损害肝功能，引起脂肪肝和肝硬化。

（3）糖尿病患者饮酒可影响正常进食，饮酒的同时也容易摄入较多的高能量食物，破坏饮食治疗。

（4）糖尿病患者饮酒易引起低血糖发作，导致血糖控制不良。

（5）长期大量饮用啤酒可引起"啤酒肚"的发生，导致肥胖，特别是向心型肥胖。

（6）乙醇本身也可刺激胰岛素的分泌，增加胰岛素的负担。

（7）劣质酒中的甲醇成分可直接损害人体的末梢神经，加重糖尿病患者周围神经病变的损害程度。

（8）饮酒可加重降糖药物的副作用。

（9）一生中过多地饮酒可导致各种营养素的缺乏。

综上所述，糖尿病患者饮酒弊端多多，但顾及患者多年的生活习惯，加上社会上必要的应酬，以前就有经常饮酒的生活习惯，真正做到滴酒不沾甚至完全戒酒在实际操作时尚有困难，所以在糖尿病的饮食治疗中尚未建议绝对禁酒。当患有糖尿病的你不可避免地要饮酒时，怎样饮酒才安全？饮什么样的酒好一些？每次饮多少量为宜？还是听从专业的指导为好。我们建议您按如下方法来饮酒。

血糖控制良好，无其他重要脏器的慢性病和糖尿病并发症者才可考虑适量饮酒。当患者血糖不稳定时一定不要饮酒。

如果您是注射胰岛素和口服磺脲类降糖药治疗的患者，最好不要饮酒，以免诱发低血糖或出现心慌、气短、面色潮红等症状。

肝功能不正常者不要饮酒，以免进一步损害肝脏。

饮酒时适量进餐，不要空腹饮酒。空腹饮酒时乙醇吸收快，容易发生醉酒，更易发生严重而持久的低血糖。

在酒的种类上应首选红葡萄酒，其次为啤酒，不建议饮用白酒，特别是高度白酒。

掌握各种酒类的热量，所饮酒的数量要计入全天的总热量中。如上述饮酒量其能量约相当于摄入主食25克，应从全天饮食计划中减去。

饮酒次数：采取经常少量的办法，每周可饮酒2～3次，如一切指标控制良好，甚至可以每天一次，但一定不要超量。那种"不喝则已，一喝必醉"的饮酒方式我们是强烈反对的。

最后还要注意：饮酒时要加强对血糖的监测。如发现饮酒会导致血糖不稳，应加强限制。

各种酒类含有的乙醇量、能量及建议饮用量

酒的种类	乙醇含量（克/100毫升）	能量（千卡/100毫升）	可饮用量（毫升）
啤酒	3～6	20～40	500～250
黄酒	15	100	100
葡萄酒	10～15	60～100	150～100
北京二锅头	38～58	260～400	40～25

糖尿病患者应减少食盐用量

众所周知，糖尿病与糖代谢的紊乱有关，但对糖尿病与食盐的关系却不是人人都了解的。人体是一个有机的整体，一旦身体出现高血糖，高血脂和高血压也会随之而来，而反过来升高的血脂和血压又对血糖的控制极为不利，它们互为因果，呈现恶性循环状态。要想控制高血脂和高血压，患者就应该从改变生活方式入手。而低盐饮食就是预防高血压发生的办法。

钠是人体所需要的一种营养素，属于矿物质之列。我们每天需要的钠全部来自于食物。食盐是其中最主要的来源。食盐的化学成分是氯化钠,食盐中氯化钠的纯度高达95%以上。在正常情况下,钠进入人体后,在肠道几乎完全被吸收。一般来说,钠的吸收没有上限,因此钠的摄入量越多其吸收的也就越多。氯化钠中的钠离子与血压密切相关,国外有学者做过实验,连续23天每天吃盐超过40克,正常人的血压就可升高。而对那些肝肾功能有异常的人来说,可能会出现钠中毒的表现。体内钠过高可导致过多的水潴留在体内,使身体发生水肿,导致血容量增加而引起高血压,病情严重者还可引起心力衰竭。血管内压力的变化更加重已被高血糖破坏的血管内膜的损害,使糖尿病的病情进一步发展和恶化,最终导致心、脑、眼底、肾脏、下肢血管阻塞病变的发生,这就是发生糖尿病并发症的原因之一。

钠离子存在于所有食物中,以食盐中的为最高,每克食盐中含钠就有393毫克。因此,要想减少钠的摄入,最主要的方法就是限制饮食中的盐。我国部分地区传统的饮食习惯是"口重",每天进盐平均在10~18克甚至更多,北方人更是每餐都离不开咸菜,这不良的饮食习惯也是我国高血压高发的原因之一。国际上推荐每天摄入钠2000毫克,而在我们的日常饮食中,如果不加盐饮食中也存在2~3克盐了,还要包括酱油(5毫升酱油等于1克盐)/味精/鸡精等,所以如果再摄入食盐6克左右,钠的摄入就绝不会低于这个推荐量。糖尿病患者如果能够做到的话,还可以把食盐的摄入限制更加严格一些(如每天不超过5克)。如果病情需要更严格地限制钠盐的摄入,最好请营养师计算一下饮食中钠的总摄入量,以确定可食入盐的量,并指导低盐饮食的烹调方法,解决低盐饮食口感差的问题。

认识了钠与高血压的关系、高血压与糖尿病的关系以后,糖尿病患者应该自觉地从低盐入手,吃清淡少盐的食物,从而达到预防高血压、延缓糖尿病并发症发生的目的。

糖尿病患者对吸烟来个告别式吧

吸烟对人体的危害是个老生常谈的话题。对正常人来说，吸烟可诱发癌症、心脑血管疾病、呼吸道和消化道疾病。但吸烟与糖尿病的关系您知道吗？近年来糖尿病的发病率在迅猛增长，新近的研究发现，吸烟也是糖尿病发生的危险因素之一。研究还发现：女性吸烟者发生糖尿病的危险率要高于男性。例如，一个人从20岁开始吸烟持续到40岁，在这20年里，每天吸烟大于13支，则男性发生糖尿病的危险是正常人的1.37倍，而女性则为1.92倍。

烟中的烟碱会刺激肾上腺素的分泌，而肾上腺素是一种兴奋交感神经并升高血糖的激素，它可使心动过速、血压升高、血糖波动，进一步加重糖尿病的病情。另外，吸烟对糖尿病患者最大的威胁就是血管病变、微循环障碍、微血管瘤形成和微血管基底膜增厚。由于糖尿病患者血管内壁不光滑，加上血液黏稠度较高和红细胞变形的能力下降，容易形成血栓，吸烟还可刺激动脉血管痉挛，增加血小板的聚集，形成动脉粥样硬化的斑块，最终导致动脉内血流减少，而发生血管阻塞。在此血管病变的基础上，长期大量的吸烟将会造成血管进一步收缩，导致微血管和大血管形成血栓。如果这些血栓发生在大脑、下肢静脉或眼底动脉，则会导致患者分别出现脑栓塞、下肢缺血性坏死、视物不清乃至失明；如果发生在为心脏提供血液的冠状动脉，则会导致冠心病、心绞痛及心肌梗死。血管病变出现在肾脏，则发生糖尿病肾病。所以，毫不夸张地说，失明、偏瘫、截肢、冠心病、尿毒症等都在若干年后等待糖尿病吸烟者的加入。

如此残酷的现实，教育了糖尿病患者知晓吸烟的危害，建议有吸烟习惯的糖尿病患者立即戒烟，这是糖尿病患者预防和改善并发症的重要措施之一。

饮食和运动是控制血糖最基本的方式

糖尿病除了饮食营养治疗之外，选择正确的生活方式是维护健康的重要保证。通过几十年对糖尿病的治疗和预防的努力，目前我国1型糖尿病患者的平均寿命约为一般人群的80%，2型糖尿病患者的平均寿命约为一般人群的90%，不难看出，经过各种治疗手段的不断完善，糖尿病患者的平均寿命可享受与一般人相同的质量与数量。在长期坚持合理的营养饮食治疗的情况下，我们还要清楚地认识吸烟、滥酒、多盐等与饮食密切相关对健康的损害是公认的常识，另外，决定健康的因素还包括患者对治疗有正确的认识和积极的态度，以及要保证充足的睡眠，工作压力的缓解，家庭状况和经济条件，环境质量等，最重要的是适当的体育锻炼。要使糖尿病患者的体重、血压、血脂、血糖、血黏度都维持在正常范围内，适当的运动也是糖尿病治疗中"五驾马车"的其中一驾，况且这"五驾马车"是要齐头并进的，它与糖尿病的饮食治疗起着相辅相成的作用。在良好的饮食治疗措施下，没有适当的运动配合和保驾，其综合治疗的效果也将是事倍功半。还有，糖尿病患者经常参加体育锻炼，可以改变人的生存数量和生活质量。通过运动改变患病的心态，延缓糖尿病并发症的发生，呵护自身健康的质量，就是在捍卫自己生命的尊严，可以延长寿命。糖尿病患者还可在饮食与运动中充分地享受与正常人一样的生活乐趣，并且通过运动可使自己受益多多，迈开腿，动起来，观效果，就会欣然前往。

心理状态的好坏对血糖的控制很重要

糖尿病患者的种种痛苦、恐惧与无奈包括饮食被限制、餐前需用药、餐后需血糖监测、必须运动、并发症、经济压力等等，而对这些，仅仅是各种医学治疗还不够，对患者的人文关怀也是不容忽视的治疗。

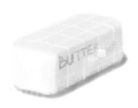

　　目前认为，糖尿病的发病是多因素共同作用的结果，除了遗传、病毒感染、肥胖、缺少运动等原因外，情绪的紧张焦虑也与疾病的发生发展有关。而患了糖尿病后，患者对待疾病的态度差异也很大，有些人满不在乎，而有些人则恐惧焦虑。还有一些年轻的1型糖尿病患者甚至产生悲观厌世的念头。在糖尿病的治疗过程中，情绪因素所起的作用是非常关键的。因为紧张、激动、压抑、恐惧等不良情绪会引起体内某些应激激素的大量分泌，如生长激素、去甲肾上腺素、胰高血糖素、肾上腺素、肾上腺皮质激素等。这些激素升高会引起糖尿病血糖控制不良，造成病情反复。所以应对糖尿病患者的心理问题给予更多关注。

　　患者也应尽量整理好自己的心态，认识到对抗糖尿病，不仅仅是需要药物、饮食治疗和运动治疗，其实更主要的是要有一个阳光的心态和健康的生活观，用积极的态度去追求健康，通过更科学的生活方式来实现"长期治疗达标"的结果。每天坚持身体锻炼，积极地去了解糖尿病及与之相关的治疗方法、定期到医院复查心、脑、眼、肝、肾等功能状况，学会自我保护措施，自我急救措施，自我使用胰岛素知识，了解低血糖反应的表现和简易的急救措施，避免长期精神紧张。

　　糖尿病是一种可预防、可控制的慢性疾病，如果控制良好，不会影响正常的生活质量和寿命。树立起战胜疾病的信心，积极配合治疗和护理，充分地享受人生。

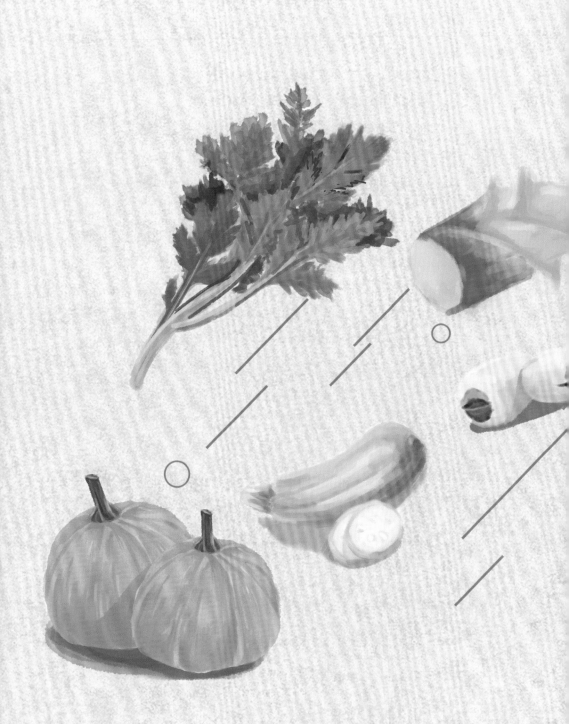

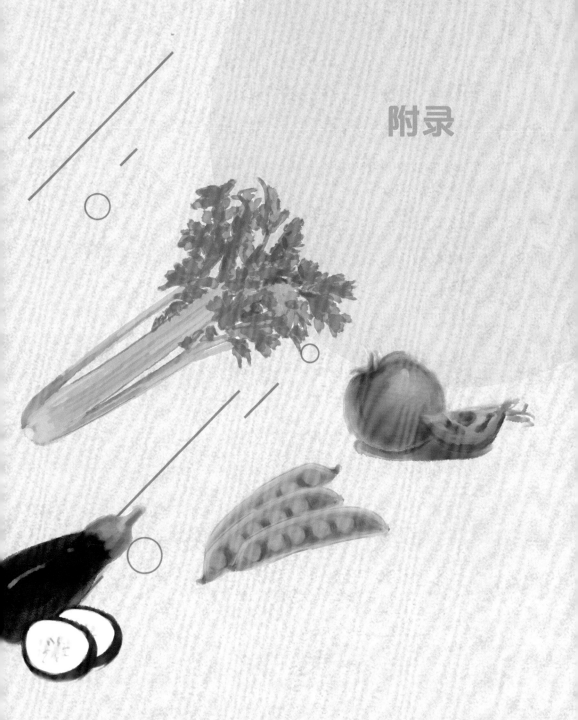

附录

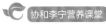

常见食物的血糖生成指数

为方便广大的糖尿病患者对食物的血糖生成指数的了解和计算，下面将常用食物的血糖生成指数的数值给予介绍，供参考。

常用高血糖生成指数（GI）食物

食物	GI	食物	GI
白面包	87.9	大米饭	83.2
苏打饼干	72	白小麦馒头	88.1
白糖	83	糯米饭	87
蔗糖	65	糙米饭	87
蜂蜜	73	油条	74.9

常用低血糖生成指数（GI）食物

食物	GI	食物	GI
大麦仁（煮）	25	甜玉米（煮）	25
黑麦	34	黑米	42.3
小麦	41	大豆	18
荞麦（煮）	54	绿豆	27.2
燕麦片	49	豆腐干	27.2

混合食物血糖生成指数（GI）

食物	GI	食物	GI
馒头+芹菜炒鸡肉	48.6	米饭+芹菜炒猪肉	57.1
馒头+酱牛肉	49.4	米饭+炒蒜苗	57.9
饼+鸡蛋炒木耳	48.4	米饭+蒜苗炒鸡蛋	68.0
饺子（三鲜）	28.0	米饭+红烧猪肉	73.3
包子（芹菜猪肉）	39.1	猪肉炖粉条	16.7
硬质小麦粉肉馅馄饨	39.0	西红柿蛋花汤	38.0
米饭+鱼	37.0	二合面窝头（玉米面+面粉）	64.0

部分食物的碳水化合物含量和血糖生成指数

食物名称	能量		碳水化合物含量（g/100克食物）	GI（每50克碳水化合物）
	千焦/100克	千卡/100克		
馒头	870	208	44.2	88.1
西瓜	105	25	5.5	72

续表

食物名称	能量		碳水化合物含量 （g/100克食物）	GI （每50克碳水化合物）
	千焦/100克	千卡/100克		
香蕉	381	91	22	52.6
挂面（煮）	456	109	24.3	41
藕粉	1556	372	93	32.6
苹果	218	52	13.5	36
杏干	1381	330	83.2	31
绿豆	1322	316	62	27.2

常见食物血糖生成指数（GI）

食物类	食物名称	GI
糖类		
	葡萄糖	100.0
	绵白糖	83.8
	蔗糖	65.0
	果糖	23.0
	乳糖	46.0
	麦芽糖	105.0
	蜂蜜	73.0
	胶质软糖	80.0
	巧克力	49.0
	MM巧克力	32.0
	方糖	65.0
谷类及其制品		
	小麦（整粒，煮）	41.0
	面条（小麦粉，湿）	81.6
	面条（强化蛋白质，细，煮）	27.0
	面条（全麦粉，细）	37.0
	面条（白，细，干）	41.0
	面条（硬质小麦粉，细，煮）	55.0
	线面条（实心，细）	35.0
	通心面（管状，粗）	45.0
	面条（小麦粉，干，扁，粗）	46.0
	面条（硬质小麦粉，干，加鸡蛋，粗）	49.0
	面条（硬质小麦粉，干，细）	55.0
	馒头（富强粉）	88.1
	粗麦粉	65.0
	烙饼	79.6
	油条	74.9
	大米粥（普通）	69.4
	大米饭	83.2
	黏米饭（含直链淀粉高）	50.0

续表

食物类	食物名称	GI
	黏米饭（含直链淀粉低）	88.0
	糙米饭	70.0
	黑米饭	55.0
	速食米饭	87.0
	稻麸	19.0
	糯米饭	87.0
	大米糯米粥	65.3
	黑米粥	42.3
	大麦（整粒，煮）	25.0
	大麦粉	66.0
	黑麦（整粒，煮）	34.0
	玉米（甜，煮）	55.0
	玉米面（粗粉，煮粥）	68.0
	玉米面粥（粗粉）	50.9
	玉米糁粥	51.8
	玉米片（市售）	78.5
	玉米片（高纤维标签，市售）	74.0
	小米（煮饭）	71.0
	小米粥	61.5
	米饼	82.0
	荞麦（黄）	54.0
	荞麦面条	59.3
	荞麦面馒头	66.7
	燕麦麸	55.0
薯类、淀粉及其制品		
	马铃薯	62.0
	马铃薯（煮）	66.4
	马铃薯（烤）	60.0
	马铃薯（蒸）	65.0
	马铃薯（用微波炉烤）	82.0
	马铃薯（烧烤，无脂肪）	85.0
	马铃薯泥	73.0
	马铃薯粉条	13.6
	马铃薯片（油炸）	60.3
	甘薯（山芋）	54.0
	甘薯（红，煮）	76.7
	炸薯条	60.0
	藕粉	32.6
	苕粉	34.5
	粉丝汤（豌豆）	31.6

续表

食物类	食物名称	GI
豆类及其制品		
	黄豆（浸泡，煮）	18.0
	黄豆（罐头）	14.0
	黄豆面（有面粉）挂面	66.6
	豆腐（炖）	31.9
	豆腐（冻）	22.3
	豆腐干	23.7
	绿豆	27.2
	绿豆挂面	33.4
	蚕豆（五香）	16.9
	扁豆	38.0
	扁豆（红，小）	26.0
	扁豆（绿，小）	30.0
	扁豆（绿，小，罐头）	52.0
	小扁豆汤（罐头）	44.0
	利马豆（棉豆）	31.0
	利马豆（加5克蔗糖）	30.0
	利马豆（加10克蔗糖）	31.0
	利马豆（嫩，冷冻）	32.0
	鹰嘴豆	33.0
	鹰嘴豆（罐头）	42.0
	咖喱鹰嘴豆（罐头）	41.0
	青刀豆	39.0
	青刀豆（罐头）	45.0
	黑豆	42.0
	罗马诺豆	46.0
	黑豆汤	64.0
	四季豆	27.0
	四季豆（高压处理）	34.0
	四季豆（罐头）	52.0
蔬菜类		
	甜菜	64.0
	胡萝卜（金笋）	71.0
	南瓜（倭瓜，番瓜）	75.0
	麝香瓜	65.0
	山药（薯蓣）	51.0
	雪魔芋	17.0
	芋头（芋艿或毛芋，蒸）	47.7
	朝鲜蓟	< 15.0
	芦笋	< 15.0

续表

食物类	食物名称	GI
	绿菜花	< 15.0
	花椰菜	< 15.0
	芹菜	< 15.0
	黄瓜	< 15.0
	茄子	< 15.0
	鲜青豆	< 15.0
	莴笋（各种类型）	< 15.0
	生菜	< 15.0
	青椒	< 15.0
	西红柿	< 15.0
	菠菜	< 15.0
	西红柿汤	38.0
水果类及其制品		
	苹果	36.0
	美国苹果	40.0
	梨	36.0
	桃	28.0
	桃（罐头，含果汁）	30.0
	桃（罐头，含糖浓度低）	52.0
	桃（罐头，含糖浓度高）	58.0
	杏干	24.0
	杏（罐头，含淡味果汁）	64.0
	李子	24.0
	樱桃	22.0
	葡萄	43.0
	葡萄干	64.0
	葡萄（淡黄色，小，无核）	56.0
	猕猴桃	52.0
	柑	43.0
	柚	25.0
	巴婆果	58.0
	菠萝	66.0
	芒果	55.0
	芭蕉（甘蕉，板蕉）	53.0
	香蕉	52.0
	香蕉（生）	30.0
	西瓜	72.0
乳类及乳制品		
	牛奶	27.6
	牛奶（加糖和巧克力）	34.0

续表

食物类	食物名称	GI
	牛奶（加人工甜味剂和巧克力）	24.0
	全脂牛奶	27.0
	脱脂牛奶	32.0
	低脂奶粉	11.9
	降糖奶粉	26.0
	老年奶粉	40.8
	酸奶（加糖）	48.0
	酸乳酪（普通）	36.0
	酸乳酪（低脂）	33.0
	酸乳酪（低脂，加人工甜味剂）	14.0
	豆奶	19.0
方便食品		
	大米（即食，热水泡1分钟）	46.0
	大米（即食，煮6分钟）	87.0
	小麦片	69.0
	燕麦片	83.0
	荞麦方便面	53.2
	即食羹	69.4
	营养饼	65.7
	全麦维	42.0
	比萨饼（含乳酪）	60.0
	汉堡包	61.0
	白面包	87.9
	面包（全麦粉）	69.0
	面包（粗面粉）	64.0
	面包（黑麦粉）	65.0
	面包（小麦粉，高纤维）	68.0
	面包（小麦粉，去面筋）	70.0
	面包（小麦粉，含水果干）	47.0
	面包（50%～80%碎小麦粒）	52.0
	面包（75%～80%大麦粒）	34.0
	面包（50%大麦粒）	46.0
	面包（80%～100%大麦粉）	66.0
	面包（黑麦粒）	50.0
	面包（45%～50%燕麦麸）	47.0
	面包（80%燕麦粒）	65.0
	面包（混合谷物）	45.0
	棍子面包	90.0
	燕麦粗粉饼干	55.0
	油酥脆饼干	64.0

续表

食物类	食物名称	GI
	高纤维黑麦薄脆饼干	65.0
	竹芋粉饼干	66.0
	小麦饼干	70.0
	苏打饼干	72.0
	华夫饼干	76.0
	香草华夫饼干	77.0
	膨化薄脆饼干	81.0
	重糖重油蛋糕	54.0
	酥皮糕点	59.0
	爆玉米花	55.0
	牛奶蛋糊（牛奶+淀粉+糖）	43.0
	黑五类粉	57.9
饮料类		
	苹果汁	41.0
	水蜜桃汁	32.7
	巴梨汁（罐头）	44.0
	菠萝汁（不加糖）	46.0
	柚子汁（不加糖）	48.0
	橘汁	52.0
	葡萄汁	48.0
	可乐饮料	40.3
	芬达软饮料	68.0
	冰淇淋	61.0
	冰淇淋（低脂）	50.0
混合膳食及其他		
	馒头+芹菜炒鸡蛋	48.6
	馒头+酱牛肉	49.4
	馒头+黄油	68.0
	饼+鸡蛋炒木耳	48.4
	饺子（三鲜）	28.0
	包子（芹菜猪肉）	39.1
	硬质小麦粉肉馅馄饨	39.0
	牛肉面	88.6
	米饭+鱼	37.0
	米饭+芹菜炒猪肉	57.1
	米饭+炒蒜苗	57.9
	米饭+蒜苗炒鸡蛋	68.0

续表

食物类	食物名称	GI
	米饭+红烧猪肉	73.3
	玉米粉加人造黄油（煮）	69.0
	猪肉炖粉条	16.7
	西红柿汤	38.0
	二合面窝头（玉米面+面粉）	64.9
	枣	103.0
	花生	14.0

一周糖尿病家常食谱举例（1600千卡）

星期一

▶ **早餐：**

鲜牛奶1袋（250克）

煮鸡蛋1个

果料发糕1块（面粉50克）

▶ **午餐：**

米饭100克

小白菜炒豆腐（小白菜100克，豆腐30克）

白切鸡（鸡肉25克）

酸菜三丝魔芋（酸菜50克，魔芋30克）

烹调油1茶匙（5克）

▶ **加餐：**

苏打饼干25克

▶ **晚餐：**

千层饼75克

红烧牛肉海带（牛肉50克，水浸海带30克）

拌黄瓜1份（黄瓜100克）

香菇笋片油菜（油菜75克，水发香菇25克）

烹调油1茶匙（5克）

星期二

▶ **早餐：**

鲜豆浆1杯（250克）

麻酱咸花卷1个（面粉50克）

酸奶1杯（100克）

▶ **午餐：**

花卷1个（面粉100克）

玉米碴粥（玉米碴25克）

瘦肉柿椒豆腐干（瘦肉50克，柿子椒50克，豆腐干25克）

拌黄瓜（黄瓜100克）

口蘑炒菠菜（菠菜100克，鲜口蘑15克）

烹调油1茶匙（5克）

▶ **加餐：**

全麦面包1片（25克）

▶ **晚餐：**

米饭（大米75克）

汆丸子冬瓜（瘦肉50克，冬瓜100克）

拌苋菜（苋菜100克）

韭菜炒豆芽（韭菜50克，绿豆芽50克）

烹调油1茶匙（5克）

星期三

▶ 早餐：

鲜牛奶1袋（250克）

茶叶蛋1个（50克）

无糖点心50克

▶ 午餐：

素包子2个（面粉50克，青菜100克）

清蒸平鱼（平鱼100克）

香菇炒菜心（油菜心150克，鲜香菇25克）

海米冬瓜汤（海米10克，冬瓜75克）

烹调油1茶匙（5克）

▶ 加餐：

咸面包1片配西红柿2片

▶ 晚餐：

米饭1碗（大米75克）

芫爆里脊丝（猪里脊100克，香菜50克）

蚝油生菜（生菜150克）

拌西红柿（用甜味剂）

烹调油1茶匙（5克）

星期四

▶ 早餐：

豆浆1杯（250克）

咸面包1片（25克）

煮蛋1个（50克）

▶**午餐:**

米饭100克

烩什锦丁（瘦肉50克，鲜豌豆15克，冬笋15克，黄瓜20克）

素炒蒿子杆（蒿子杆150克）

凉拌木耳（水发木耳100克）

烹调油1茶匙（5克）

▶**加餐:**

低脂酸奶1杯

▶**晚餐:**

玉米面发糕1块（玉米面75克）

烩鸡片海参（鸡脯肉40克，水发海参50克，黄瓜50克）

拌金针菇（金针菇50克）

素炒莴笋丝（莴笋150克）

烹调油1茶匙（5克）

星期五

▶**早餐:**

鲜牛奶1袋（250克）

馒头（面粉50克）

酱牛肉1份（牛奶30克）

▶**午餐:**

米饭100克

砂锅小排骨（排骨100克，大白菜100克，豆腐30克）

红烧三色魔芋球（魔芋球50克，胡萝卜30克，柿子椒30克）

蒜茸荷兰豆（荷兰豆100克）

烹调油1茶匙（5克）

▶ **加餐：**

煮鸡蛋1个

▶ **晚餐：**

小水饺（瘦肉50克，白菜100克，面粉90克）

豆腐干拌芹菜（豆干50克，芹菜100克）

烹调油1茶匙（5克）

星期六

▶ **早餐：**

豆浆1杯（250克）

鹌鹑蛋2个

菜肉馄饨1碗（面50克，青菜50克，猪瘦肉20克）

▶ **午餐：**

二米饭（小米50克，大米50克）

清炒虾仁黄瓜片（虾仁50克，黄瓜150克）

海米拌芹菜（芹菜50克，海米10克）

西红柿鸡蛋汤（鸡蛋25克，西红柿25克）

烹调油1茶匙（5克）

▶ **加餐：**

全麦面包50克

▶ **晚餐：**

金银卷（白面50克，玉米面25克）

酱爆牛蛙（牛蛙50克，黄瓜60克）

木耳大白菜1份（白菜150克，水发木耳25克）

拌茄泥（长茄子100克）

烹调油1茶匙（5克）

星期日

▶ **早餐：**

鲜牛奶1袋（250克）

煮鸡蛋1个（50克）

小笼包50克

▶ **午餐：**

两面发糕1块（白面50克，紫米面50克）

红烧鸭块白萝卜（鸭块120克，白萝卜50克）

拌黄瓜丝胡萝卜丝（黄瓜60克，胡萝卜60克）

素炒空心菜（空心菜100克）

烹调油1茶匙（5克）

▶ **加餐：**

苹果1个（150克）

▶ **晚餐：**

米饭75克

烧黄花鱼（黄花鱼100克）

拌菠菜1盘（菠菜150克）

醋熘圆白菜丝（圆白菜100克）

烹调油1茶匙（5克）